究極のホリスティック医学

降矢英成
FURUYA EISEI

幻冬舎MC

はじめに

現代医学は日進月歩の発展を続けており、それによって人類の受けた恩恵は計り知れません。一方で、現代医学だけでは治すことができない病気や症状も多数存在します。例えばうつや心身症、自律神経失調症はその代表的な例です。現代医学にも、心と体の関係を研究する心身医学という分野がありますが、心の問題は医学の中軸にはなっていないのが現状です。

そんな現代医学が苦手とする病気や症状に対応し、根治を目指すのが本書のテーマである「ホリスティック医学」です。

私は、医学生時代から心身医学に強い関心をもち、医師になってからはホリスティック医学のさまざまな療法を学んできました。ＮＰＯ法人「日本ホリスティック医学協会」の設立にも深く関わり、現在も常任理事を務めています。

また、ホリスティック医学の実践の場として、１９９７年に自身のクリニックを開設し、現代医学だけでは対応できなかった患者さんを数多く診察してきました。

　このホリスティック医学の「ホリスティック」とは、「全体・関連・つながり・バランス」などの意味をもつギリシャ語から生まれた言葉で、「全体的」「包括的」などと訳されます。そのためホリスティック医学では、体という目に見える物質的な側面だけを診るのではなく、「人間を丸ごと診る」のが大きな特徴です。人間を「体（ボディ）・心（マインド）・魂（スピリット）」の統合体ととらえ、そのすべての面から診察・治療するのです。

　心と魂についてはさまざまな議論がありますが、個人の内面に芽生えるものが心、外部から個人のなかに一時的に宿っている根源的なものが魂と、整理しています。

　このホリスティック医学について正しく知ることは、日々、現代医学の限界を感じて苦慮している医師や治療者にとっても大きな助けになるはずです。

　本書では、ホリスティック医学のなかでも究極のレベルとして私が位置づけている3つ――宗教と医学を結合した医療体系である「チベット医学」、エネルギーの解放を目的とする心理療法である「サイコシンセシス」、宗教の枠を超えた根治療法である「ダンマセラピー」——を中心に紹介します。

本書を通じてホリスティック医学とはどういうものかを知っていただく一助になれば、たいへんうれしく思います。

究極のホリスティック医学　目次

［第5章］「究極のホリスティック医学」を構成する3要素―その③

宗教の枠を超えた根治療法「ダンマセラピー」

［第1章］

現代医学には弱点がある Body（体）しか診ないことで壁に突き当たる医師たち

目に見える物質的な側面の診療に偏っている現代医学

「検査では異常は見つかりませんでした」

医療機関でそのように言われると、もちろんうれしいときもありますが、状況によっては困ってしまいます。今現在、つらい症状に悩まされているとき、「異常はない」は、「原因が分からない。したがって治療法も分からない」と言われるのに等しいので、途方に暮れてしまうのです。

例えば、胃腸の不調、疲労感、不眠、各部の痛み、めまい、耳鳴りなど、多くの慢性症状で、実際にそういう例が見られます。そんなとき、現代医学では、痛みなら鎮痛薬、不眠なら睡眠薬というように、主に薬を使って症状に対する治療（対症療法）を行います。

それによって、ひとまず救われることは多いので、対症療法も大切な治療です。しかし、根本的な解決（根本療法）にはならないので、結局、多くの人は新たな治療法を求めて、効果が不明な治療法を次々と試してまわる〝医療難民〟になったり、最終的には諦めて長年苦しんだりすることになります。

うつ、イライラ、不安感といったさまざまな精神症状や、心の問題から体の症状が起こる心身症も同じです。

特に、ストレス社会といわれる現代では、対人関係に悩み、そこからくる体の不調を訴えることは珍しくありません。「病院で診てもらってもハッキリした原因が分からない」「いっこうに体調が改善されない」「いったんは良くなったものの、会社や学校に行くとすぐにまた体調が悪くなってしまう」……数えきれないほどの人がそんな悩みを抱えています。

ほかにも、ハッキリとした原因が分かっていない難病、人間関係の悩みや死への恐怖にとらわれることから起こる症状、身近な人や大切なものを失った喪失感から起こる不調など、現代医学だけでは対処できない病気や症状が多数あります。

日進月歩といわれる現代医学で、なぜ対応できない病気や症状が、こんなに多く存在するのか――その大きな理由は、現代医学が人間をほとんど目に見える物質的な側面からしか診療しないことにあります。

人間は、さまざまな臓器、器官、組織からできています。仮に、それらを完璧につくれたとすれば、それだけで人間になるかというと、その答えはＮＯです。人間は、そうした目に見える物質的な「体」だけでできているのではなく、目に見えない「心」や「エネルギー」などもあって成り立っているのです。ここでいう「エネルギー」とは、漢方医学でいう「気」など、人体を動かしている目に見えない力のことです。

現代医学は、臓器別に診た人体の診療に関しては、細かく研究され、著しい進歩を遂げてきました。それは、目に見える物質的な部分の医学です。

その進歩自体はすばらしく、多くの人々が救われ、寿命も昔に比べると、先進国を中心に飛躍的に延びました。なかでも日本は、世界でもトップクラスの長寿国になりました。

しかし、その陰で、目に見えない心やエネルギーなどの問題に起因する症状や病気は、置き去りにされてしまっています。

現代医学だけでは対処しきれないケース

人間の物質的な側面だけしか診ない治療、すなわち現代医学だけでは対処しきれないケースとしては、以下のようなものがあります。

●頑固な自律神経失調症

異常なしと診断されても、疲労、不眠、胃腸症状、うつ、不安感などの症状が続く場合、現代医学では「自律神経失調症」と診断されることが少なくありません。

自律神経は、私たちが無意識のうちに行っている生命活動の多くを支配・調整している神経です。主に活動時に働く交感神経と、リラックス時に働く副交感神経があり、健康な心身が保たれるには、両者がバランス良く働くことが重要です。

そのバランスがくずれて、心や体のさまざまな症状が起こるのが自律神経失調症です。

この場合、一応、診断名はつくものの、現代医学での対応は、不眠なら睡眠薬、うつなら抗うつ薬といった対症療法薬によることが多く、なかなか根本的な治療が行われていないのが現状です。

●過去のトラウマによる症状

過去に心が深く傷つく出来事があり、それによって不眠や不安感などの精神症状、頭痛や胃腸の不調といった身体症状を起こしているようなケースです。

なかには、ひどい虐待やパワハラなどで、心が深く傷ついている場合もあります。患者本人も、その過去の出来事が根っこにあると気づかないまま、心身の頑固な症状に苦しんでいるケースも少なくありません。

現代医学でも、各種の心理療法などによって、過去のトラウマを探り出す手法は確立されています。しかし、心理寄りの療法は、いまだ現代医学の主流にはなっていないため、しっかり原因を突き止めて対処する前に、抗不安薬や抗うつ薬などの表面化した症状に作用する対症療法の薬だけで、治療を行う場合が多く見られます。

●人間関係による症状

不調の原因がはっきりしない場合には、原因として人間関係の悩みやトラブルがあることが多いです。

当院に見えた患者さんでも、じっくりとお話をうかがっていくうちに「あの上司のことは絶対に許せない」「自分がこのようになったのは親のせいだ」などと、つらい心情を吐露されることがあります。

このような場合には、閉じ込めていた自分の思いを表に出すことから始め、相手との関係性を見つめ直したり、相手の立場や状況を理解しようと努めたりし、最終的には相手を許すことが根本的な治療になります。

●敏感で繊細な「ＨＳＰ」の人

最近、「ＨＳＰ」という言葉が話題になっています。高度の感覚処理感受性をもつ人（Highly Sensitive Person）の略で、生まれつき視覚や聴覚などの感覚が敏感で、刺激を受けやすい人を指します。

ＨＳＰの傾向をもつ人は、感覚が敏感であるだけでなく、心の面では繊細、体の面では虚弱という特徴をもっています。社会では非常に生きにくいのですが、それは治療を要するものではなく、個性や特性ととらえることが必要とされています。

治療を要さないとはいえ、徐々にでも社会に適応し、生きづらさを克服するには、なんらかの対処が必要です。それに対して、現代医学だけでは対応しきれていないのが実状です。

●「死」への恐怖から起こる症状

自分自身の死への恐怖から、不安感に襲われていろいろな症状が出ている方がいます。また、愛する家族や恋人、ペットなどが病などでもうすぐ旅立ちそうなときに、精神的に非常に不安定な状態になってしまうケース、その人たちの死による喪失感から抜け出せずに不調が長引いてしまうケースなどがあります。

現代医学では、「死」は取り扱わないため、これらのケースに対応することは困難です。逆に「死は敗北」というような既存の医学観が、死にまつわる悩みをもつ人を傷つける場合さえあります。

これらの症状に苦しむ患者さんにとって、現代医学はまったく無力とまではいいませんが、納得のいく医療を提供できてはいません。現代医学の枠だけで医療をとらえると、どうしても治療は行き詰まってしまうのです。

真剣に取り組む治療者ほど壁に突き当たる

「現代医学の枠内だけで治療すればよい」「体に対する治療だけでよい」と考える治療者もいると思います。

現在の日本の医科大学や医学部で教えている内容は、ほぼ現代医学の標準医療に限られており、それだけでも膨大な知識・情報量です。教えられたことに忠実に、現大学の枠内で体の治療に専念するのも、一つのやり方ではあります。

しかし、一方で、「なぜ、原因不明の症状が続くのだろう」「どうすれば根本的な治療の糸口がつかめるのだろう」などと、現在の治療法に限界を感じ、思い悩んでいる治療者も多数存在します。

医師だけでなく、鍼灸師や整体師、そのほかの代替医療（現代医学の標準的な治療以外の療法）の専門家に、そういう治療者は数多くいます。

真剣に治療に取り組む治療者ほど、そのように壁に突き当たり、思い悩むはずです。医師にせよ、代替医療の専門家にせよ、大部分の治療者は、根底に「さまざまな病気・症状で困っている人を救いたい」という強い気持ちをもっているからです。

私自身、治療の難しい患者さんに出会うたびに、行き詰まって思い悩むことが少なくありません。

私は、もともと医学生時代から、現代医学が物質的な体（肉体）だけを対象にしていることに疑問を感じてきました。「どう考えても、人間が物質的な体だけであるわけがない」と考えていたからです。

ちょうどその頃、心と体の関係を扱う心身医学が注目され始め、強い関心を抱いた私はこれを学んで専門分野の一つとしました。また、漢方や鍼灸といった東洋医学も学びました。

クリニックを開いてからは、メディカルハーブ、アロマセラピー、呼吸法、ヨガ、リラクセーション、森林療法、フラワーエッセンスなど、さまざまな療法を導入しました。

これらを取り入れることで、診療の幅はたいへん広がりました。現代医学だけでは、原因も治療法も分からず、対症療法としての薬を出し続けるしかないようなケースでも、患者さんとともに原因を突き詰めていき、一緒に治療に取り組むことができます。

誤解しないでいただきたいのが、私はなにも現代医学を否定しているわけではないということです。現代医学は体の治療については非常に優れていますし、もちろん私も必要に応じて用いています。

否定しているのではなく、「現代医学だけでは一人の人間を丸ごとに診るには不足している」といっているのです。

今の医療の現状の2つの問題点

現代医学を中心とした現代の医療の問題点は、以下のように、大きく2つあると考えられます。

①人間の体や人生についての視点が不足しているために生じている問題

現代医学の狭い視野で、物質的な面だけを対象にしているために生じている問題です。

ここまで繰り返し述べてきたとおり、人間は肉体だけでできているわけではありません。心やエネルギーなどについて取り扱わない限り、病気の真の原因を探り、根治のための治療をすることはできないのです。それが、現代医学に決定的に不足している視点といえます。

② 不確かなスピリチュアル系にはまってしまう問題

①の問題を受けて、医療全体に生じている問題です。

目に見えない心やエネルギーについては、今の科学では証明されていないために、それらに関する不確かな療法も多数存在するのが現状です。

現代医学でそれらをきちんと扱わないために、患者さんが行き場をなくして、不確かな療法にはまってしまうケースが少なくありません。あるいは、どこに行けばよいか分からず、難民化している患者さんも多くいます。

そこで、現代医療の足りない点を補い、これらの問題を解決するために、人間を肉体だけではなく心やエネルギーなどすべての面から診る医療が必要なのです。

そしてその答えとなるのが、本書でご紹介する「ホリスティック医学」です。

［第2章］

Body（体）だけでなく、Mind（心）、Spirit（魂）も診ることが真の治療人間を包括的に診療する「究極のホリスティック医学」とは

見えない「心」や「エネルギー」も含めて人を診るホリスティック医学

ホリスティック医学とは、表れた症状だけを対象にして治そうとする対症療法ではなく、すべてのつながりを見て本質的な原因を突き止め、その人に合ったアプローチをとる根本療法です。

ホリスティック（Holistic）という言葉は、「全体」「関連」「つながり」「バランス」という意味をもつギリシャ語の「ホロス（holos）」が語源で、日本語では「全体的」「包括的」などと訳されます。そこから派生した言葉には、whole（全体）、heal（癒す）、health（健康）などがあります。

ＮＰＯ法人「日本ホリスティック医学協会」では、次の5項目をホリスティック医学の定義としています。

①ホリスティック（全的）な健康観に立脚する

人間を「体・心・魂」の統合体ととらえ、社会・自然・宇宙との調和に基づく全体的かつ包括的な健康観に依拠するということです。

②自然治癒力を癒しの原点におく

生命が本来もっている自然治癒力を癒しの原点におき、この力を高め、増強することを治療の基本としています。

③患者が自ら癒し、治療者は援助する

病気を癒す中心は患者であり、治療者はあくまでも援助者であると位置づけます。患者自身がライフスタイルを改善して「自ら癒す」姿勢が治療の基本となるのです。

④様々な治療法を選択・統合し、最も適切な治療を行う

西洋医学の利点を活かしながら中国医学やインド医学といった伝統医学、心理療法、自然療法、栄養療法、手技療法、運動療法などの各種代替療法を選択・統合し、最も適切な治療を行います。

⑤病の深い意味に気づき自己実現をめざす

病気や障害、老い、死などを単に否定的にとらえるのでなく、その意味に気づき、生と死のプロセスのなかで、より深く充足感のある自己実現を目指します。

環境や周囲の人との関係性も含めて診療

ホリスティック医学には、今挙げた基本の5項目以外にも、以下のような特徴があります。

●臓器だけでなく全身を診る

現代医学では、おおむね臓器・器官別に研究され、診療科が設けられているため、臓器・器官別の診療法が発達しています。そのやり方の良い点もある一方、臓器・器官同士のつながりや全体が見えにくくなるという弊害もあります。ホリスティック医学では、臓器・器官別ではなく、常に全体を見て診療します。

●個人だけでなく環境も診る

ホリスティック医学では「体・心・魂」から人間を診ますが、実際には、それらに影響する「環境の問題」も含めて診療します。つまり、患者である個人だけでなく、おかれている状況も含めて診るのです。

その意味で「社会医学」や「環境医学」という領域も含みます。

●他者との関係性を見直す

「環境」とも関連しますが、ホリスティック医学では周囲の人との関連性も重視します。

特に、心の問題で体に症状が出る心身症の患者さんには、自分より他者や会社を優先する「真面目で良い人」が多く見られます。

自己犠牲といえるほど「利他」的な姿勢が目立つ人も少なくありません。利他的な姿勢は、悪いとはいいませんが、自己犠牲を払ってまでそうするのは考えものです。

利他は仏教の教えで良いことだと思われがちですが、実は仏教では「自利利他」という心得が重要だとされています。まずは「自分」を大事にし、それが自分のためだけでなく他者にも影響し、結果的に利他にも通じるのがベストです。

ホリスティック医学では、こうした他者との関係性の見直しや調整も含めて診療します。

「魂の医療」という視点をもつことの意味

ホリスティック医学では、現代医学にはない「魂」という視点があります。人間を、「体」と「心」に加え、「魂」という視点からも診るのがホリスティック医学の大きな特徴です。それにより、ほぼ体だけを診る現代医学とは異なり、見えない部分を含めて人間を「丸ごと診療する」ことが可能になります。

「体」「心」「魂」について、要点をまとめると次のようになります。

●ボディ（体）＝物質としての存在。物質的事象を知覚する感覚器官を備えた肉体。心と魂の器。

●マインド（心）＝感情や精神の領域。情念、理性、知性などの精神的機能を有する。
●スピリット（魂）＝心と体に宿り、それらの働きをつかさどる非物質的なもの。その人の本質的なもの。

魂の問題について、医療の世界はもちろん、これまで社会一般でも、あまり真剣に取り上げられてきませんでした。それどころか、ある意味ではタブー扱いされてきました。そのため、魂という言葉には、「存在が証明されていない怪しいもの」というイメージがつきまといがちです。

しかし、魂という視点をもつことで、医療の幅や深さはけた違いに変わります。NPO法人「日本ホリスティック医学協会」では、「魂の医療」の重要性を認識し、その提言やシンポジウムを行っています。

「魂の医療」という視点をもつことで、これまでの医療と、どんな違いが出てくるのか、以下に挙げます。

●非物質にも視野が広がる

物質だけではなく、非物質の世界にも視野が広がります。目には見えないエネルギーなども対象となり、診療の幅が大きく広がることになります。

●時間のスケールが長くなる

魂の存在を前提にすると、過去世の自分、未来世の自分も視野に入れることになり、診療の時間軸が「永遠」になります。今生だけでは説明のつかない病気や体験についても、患者さんが納得・認識できるチャンスが生まれます。

●空間のスケールが広がる

通常は地球に限定されている空間のスケールが、宇宙、さらには〝あの世〟にまで広がります。

「魂」の存在を前提にしないと分からない病気もある

普段、魂という言葉を見聞きすることはあっても、医学的な話のなかではあまり登場しないので、戸惑う方もおられると思います。そこで、まずはホリスティック医学の対象となる「魂」について定義します。

ここでいう「魂」は、英語ではスピリット（spirit）であり、「霊性」「霊魂」とも表現できます。「高次の自分」「ハイヤーセルフ」といわれることもあります。エネルギー体のなかでは、「コーザル体」が魂に当たると考えられています。ここではそれらすべてを「魂」という言葉に含めてお話しします。

「肉体は死んだらなくなるが、魂は永遠である」と、誰でも聞いたことがあると思います。その言葉で表現されているように、魂は、その人が生まれる前から存在し、死んだあとも存在します。

体（肉体）は目に見えますが、心と魂は目に見えません。では心と魂はどう違うのかといえば、「心は個人に属するもの」「魂は個人を超えたもの」という点が大きく違います。

魂という言葉について、辞書には「人の肉体に宿る精気」「身体に宿って心の働きをつかさどるとされるもの。古来、肉体から独立したものと考えられた」などと書かれています。

これらの説明からも分かるとおり、自分の魂は今生（現在の人生）は自分の肉体に宿っていますが、過去世（過去の人生）では別の誰かの肉体に宿っており、未来世（未来の人生）では、また別の誰かの肉体に宿ると考えられています。

説明上、「別の誰か」といいましたが、それも含めて「自分」ととらえる必要があります。つまり、同じ魂をもつ過去の自分や未来の自分がいるということです。

この視点を取り入れることで、できるようになる診断・治療、病気の理解があります。逆にいうと、この視点を取り入れなければ診断・治療、理解できない病気があるのです。

魂の存在は、今のところ科学的には証明されていませんが（今後、証明される可能性はあります）、存在するという立場で診療するのがホリスティック医学です。それによって、診療の時間軸・空間軸がけた違いに長く深くなり、現代医学だけでは見えない病気の源や、治療や解決の糸口が見えてきます。

特に、難病や根の深い症状・病気の場合は、魂も含めたホリスティックな視点が必要になることが多いのです。

具体的にその一例となるのが、「カルマによる病気・症状」です。「カルマ（業）」という言葉には幅広い意味がありますが、ここでは「過去世で残した課題」というような意味です。魂の存在を前提にすれば、私たちは、今の自分では認識できていないとしても、過去世でなんらかの課題をもって生まれてきたことになります。

なかには、実は病気を経験すること自体がカルマの解消になるケースもあります。もちろん病気を治そうとする努力は重要ですが、病気そのものが重要な意味をもつケースもあるのです。

また、カルマという課題を果たせていないために、「体・心・魂」にずれが生じて起きている症状もあります。その場合、症状はずれに気づくためのサインであって、ありがたいものという見方もできます。

ホリスティック医学と深く関係するエネルギー医学とは

ホリスティック医学に関連して、知っておいてほしいのが「エネルギー医学」です。エネルギー医学は、ホリスティック医学と非常に関係が深く、「現代医学に欠けている視点」という意味でも重要です。

「現代医学は、ほぼ物質的な体（肉体）しか診ていない」といいました。つまり、目に見える体です。ちょっとややこしいのですが、実はホリスティックな観点では、人間には「目に見えない体」もあると考えます。

これを「エネルギー体」と呼びます。「サトル・ボディ（微細な体）」とも呼ばれます。

例えば、東洋医学では、ツボ（経穴）は「気」と呼ばれるエネルギーの出入り口であり、ツボをつなぐようにして経絡というエネルギーの通り道があるとされています。

また、ヨガやインドの伝統医学では、全身に「チャクラ」という主要な７つのエネルギーの取り入れ口があるとされます。このようなツボ・経絡やチャクラも、エネルギー体に含まれます。

［図表1］ エネルギー体

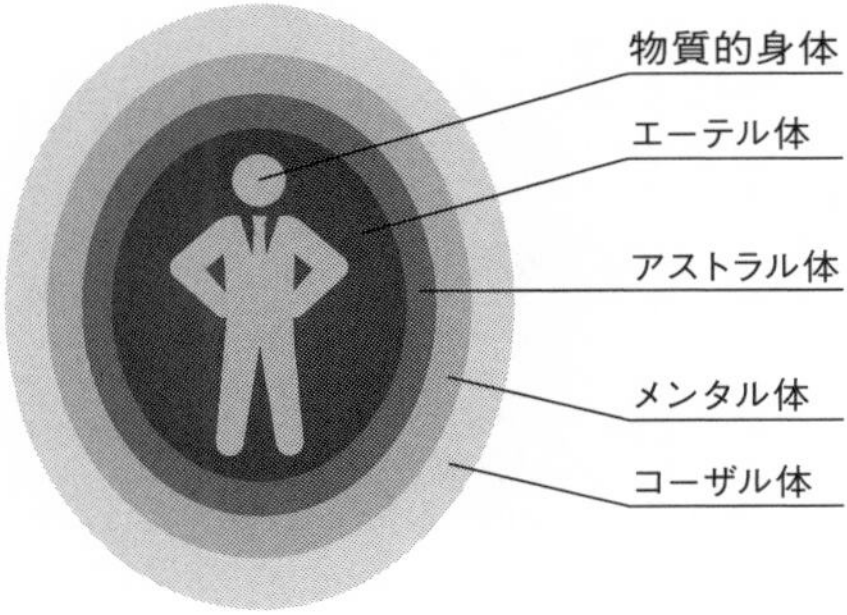

著者作成

ほかに、アメリカの医師でエネルギー医学の研究で知られるリチャード・ガーバー博士は、人間には、肉体に近い層から、以下のように4つの見えない体（サトル・ボディ）があるとしています。

- ●エーテル体＝最も肉体に近いエネルギー体で「肉体の鋳型」と呼ばれる。
- ●アストラル体＝エーテル体の外側にある感情をつかさどるエネルギー体。
- ●メンタル体＝アストラル体の外側にある知性をつかさどるエネルギー体。
- ●コーザル体＝霊的なエネルギー体で、「ハイヤーセルフ」、あるいは「魂」とも呼ばれる。

これらの見えない体、すなわちエネルギー体のあり方を診たり、整えたりするのがエネルギー医学です。

エネルギーは目には見えませんが、世界中で多くの医師や研究によって認められている概念です。エネルギー医学の観点を取り入れることで、ホリスティック医学の診療の幅は大きく広がり、深みも出てきます。

統合医学や自然療法の大家であるアメリカのアンドルー・ワイル博士は、１９９０年に来日した際、「21世紀はエネルギー医学の時代である」と強調していました。

患者さんと治療者との協同作業

ホリスティック医学の５つの定義の３つ目に「患者が自ら癒し、治療者は援助する」という項目がありました。ホリスティック医学の重要な特徴でもあるので、これについて補足説明をします。

現代医学では、多くの場合、治療者が行う治療を患者さんが「受ける」という関係性です。しかし、ホリスティック医学では「自立・自律」、つまりセルフケアやセルフコントロールが基本になります。

ホリスティック医学は、治療者と患者さんの「協同作業」で成り立つものです。ホリスティック医学では受け身ではいられないので、治療を「受ける」とはいわず「実践する」といいます。

いうまでもなく治療者も、患者さんに療法を紹介するだけではありません。「協同作業」というからには、治療者側にも知識や覚悟が必要になります。

その患者さんの病気の源を探り、適切な療法や、いくつかの療法の組み合わせを提案し、指導します。その後も患者さんと話し合いながら、経過を見守り、必要が生じれば療法の見直しをしたり、調整をしたりしながら、効果が得られるようにしていきます。その間、患者さんの心のケアにも気を配ります。

治療者にとっても楽ではありませんが、その分、やりがいがあります。自立・自律を目指すという共通認識のもと、患者さんと二人三脚で治療を進めていき、良い結果や患者さんの納得が得られると、治療者として大きな喜びを感じます。

ホリスティック医学というと、代替療法の寄せ集めだとか、ちょっと珍しい療法を行うだけといった誤解もされがちですが、実際は患者さんと治療者がタッグを組んで行う真剣勝負です。だからこそ、大きな成果や高い認識にまでたどり着くことが可能です。

簡単ではありませんが、患者さんにとっても治療者にとってもやりがいのある医学です。

病は「気づきの場」でもある

ホリスティック医学5つの定義の最後、「病の深い意味に気づき自己実現を目指す」についで一般的に、病気になるのはつらいことで、「病気になれば多くのものを失う」と思われています。しかし、ホリスティック医学ではそうは考えません。

ホリスティック医学では、「病の経験から得るものがあり、自分の成長や自己実現につながる」と考え、「病は気づきの場」と位置づけています。

例えば、病気になった原因・意味を、生活習慣やストレスから考えたり、社会環境など、個人を超えた次元で考えたりすることで、実際にさまざまな気づきが得られます。

その結果が、よりよい生き方や物事の深い理解につながることや、時には人生の転換点になることもあります。

病気だけでなく、誰にでも訪れる老化や死も、通常はネガティブにとらえられます。しかし、ホリスティック医学では、健康や若さだけを良いものとするのではなく、病気や老い、死といったものの意味や価値を考えることが重要と考えます。

さらに、病気の原因の一部には、「代受苦《だいじゅく》」というものもあるとされます。代受苦とは、文字どおり「代わりに受ける苦」で、誰かの代わりに病気になることを意味します。

宗教の聖者は、かなりの率でがんで亡くなっていることが知られていますが、これは世の人々の苦しみを代わりに受けた代受苦の表れという考え方もあります。

身近な例では、家族間の力関係の影響から、誰かの代わりに病気になるなどの例もあると考えられています。

「がんが自然に治る生き方」の9項目中7つは心と魂の問題

『がんが自然に治る生き方――余命宣告から「劇的な寛解」に至った人たちが実践している9つのこと』（ケリー・ターナー著、プレジデント社）という書籍があります。

アメリカの総合腫瘍学領域の研究者であるケリー・ターナー博士が、がんが自然寛解した事例を報告した1000本以上の論文を分析し、共通する実践事項を突き止めて紹介した本で、ニューヨーク・タイムズのベストセラーリストに掲載され日本をはじめ各国で翻訳されました。

この本に書かれている「がんが自然に治る生き方」の9項目は、以下のとおりです。

①抜本的に食事を変える。
②治療法は自分で決める。
③直感に従う。
④ハーブとサプリメントの力を借りる。
⑤抑圧された感情を解き放つ。
⑥より前向きに生きる。
⑦周囲の人の支えを受け入れる。
⑧自分の魂と深くつながる。
⑨「どうしても生きたい理由」を持つ。

この項目を見ると、９つのうち体に関することは①と④の2項目だけで、残り7つは、心理・精神的要素や魂・霊性に関することです。詳しくいうと、②③⑤⑥⑦が心理・精神的要素で、⑧⑨が魂・霊性に関することになっています。

それだけ物質的な体の対策よりも、目に見えない心や魂に関わる対策が、より重要だというわけです。つまり、がんの対策としても、ホリスティック的な観点が大切だということが分かります。

ハイレベルな3つのホリスティック医学とは

現在、世の中でホリスティック医学と呼ばれるものは多数あります。便宜上、「医学」といっていますが、実際には多くの代替療法がホリスティックな手法に当たり、それぞれ特徴やレベルが異なります。

私が取り入れているメディカルハーブ、アロマセラピー、呼吸法、ヨガ、リラクセーション、森林療法、フラワーエッセンスなども、ホリスティック医学に含まれます。

参考までに、ＮＰＯ法人「日本ホリスティック医学協会」で主催しているホリスティックヘルス塾のテキストに掲載してある「ホリスティックな視点からの代替療法」という図をご紹介します。

「体・心・魂」をすべて見るのがホリスティック医学だといいましたが、実際には体寄り・心寄り・魂寄りの療法や、それらをバランスよく扱う療法などがあります。そうした特徴をとらえてマッピングした図です。

これを見れば、現在の主要なホリスティック医学（療法）と、その特徴、幅広さが分かります。

私は、これまでに多くのホリスティックな視点をもつ療法を診療に取り入れてきました。それぞれに特徴的な効果があり、ケースに応じて選ぶようにしています。

そのなかでも、バランスがとれているうえにハイレベルなホリスティック医学だと感じている療法が3つあります。

チベット仏教を基盤にした医学体系である「チベット医学」、心理学の一体系である「サイコシンセシス（精神統合）」、仏教由来の療法である「ダンマセラピー」の3つです。

これらは伝統があったり、根拠や理論がしっかりしていたりするので、これからホリスティック医学を取り入れたいという人にもおすすめの療法です。

[図表2]　ホリスティックな視点からの代替療法

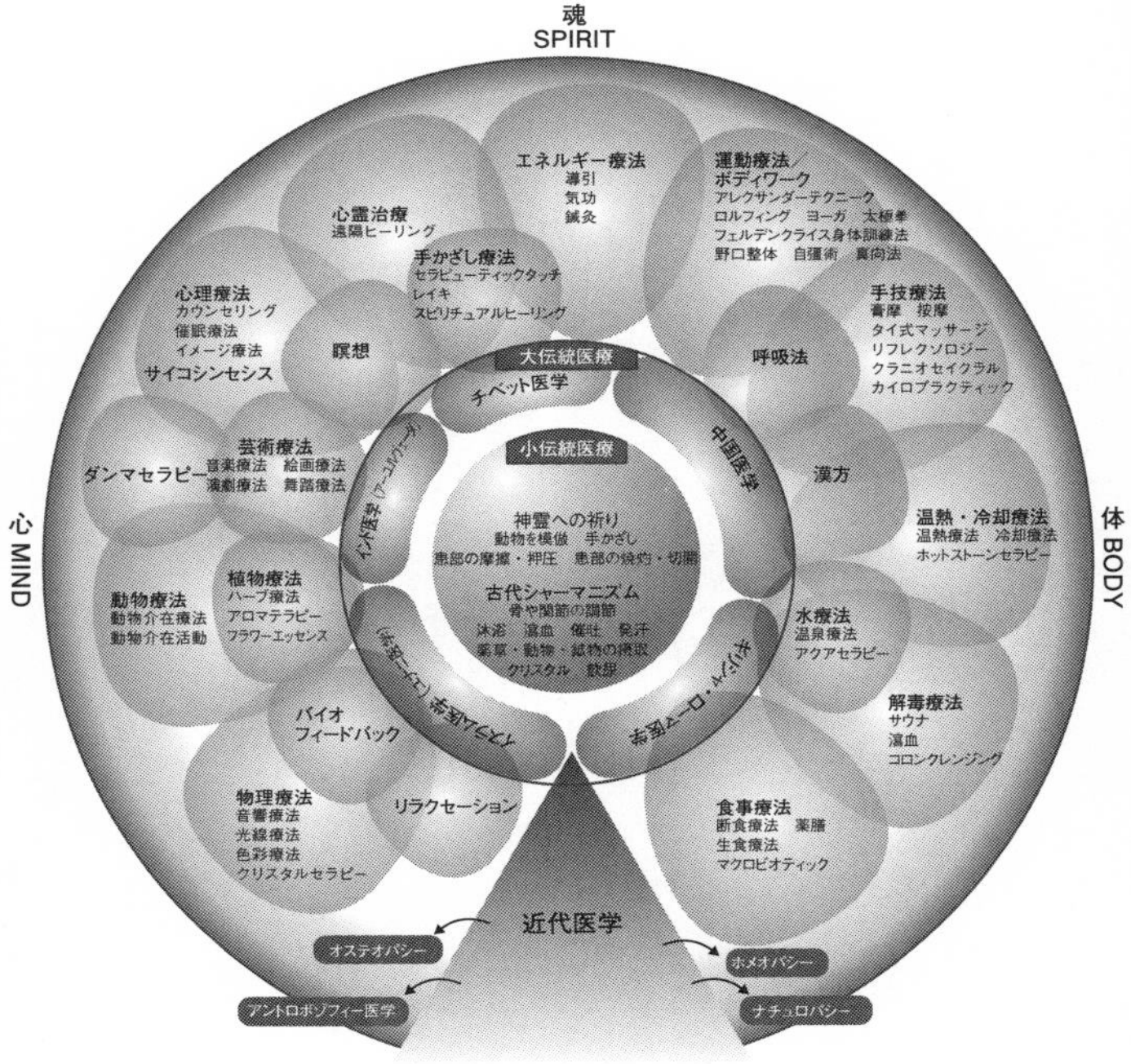

出典：NPO法人日本ホリスティック医学協会「世界のホリスティックセラピー」
上野圭一作図、一部改変

中心から外側に向かって、時代の変遷とともに多種多様な医学療法が広まったことを表した図。医学のルーツである古代シャーマニズムを出発点として、チベット医学をはじめとした大伝統医療、さらにダンマセラピーやサイコシンセシスといった代替療法へと広まっていったことが分かる。

［第3章］

「究極のホリスティック医学」を構成する3要素――その①
宗教と医学を結合した医療「チベット医学」

ボディ・マインド・スピリットがそろった医学体系

本章では、数あるホリスティック医学のなかでも、私が完成度の高いホリスティック医学と位置づけている「チベット医学」についてご紹介します。

チベット医学は、チベット仏教のラマ（上師）たちによって伝えられる伝統医学です。チベット仏教は密教色が濃い（仏教は言葉で説く顕教と言葉によらない密教に大別される）ため、「チベット密教」とも呼ばれます。

注目したいのは、体系づけられた医学でありながら、チベット仏教を基盤にしているためチベット医学では心的・霊的な部分も深く診ることができる点です。生老病死だけでなく、死後や誕生前（過去世）までも対象にしているのです。

目に見えない部分も診療しながら、体の治療も行うので、まさにボディ（体）・マインド（心）・スピリット（魂）がそろった医学体系です。

既存のメソッドから、もしも一つだけ選ぶとすれば、私はホリスティックな観点を備えているチベット医学を選びたいと思います。

チベット密教の研究者であり、修行者でもある永沢 哲先生によるとチベット医学は、インドの伝統医学であるアーユルヴェーダを基本的な骨格とし、ギリシャ・ペルシャ医学、占星術、仏教の意識論、そのほかのアジア諸国の伝統医学を統合してつくられました。

基本的な考え方として、チベット医学では、風（ルン）と呼ばれるエネルギーが、体内に滞りなく流れて調和を保つことで、健康状態がつくられると考えます。風は、中国医学でいう「気」に似た概念の生命エネルギーです。

ほかに、体内を巡るものとして、目に見えない脈管や精滴と、目に見える血管・神経があります。これらの流れは、すべてエネルギーである風がひっぱる形でつくられているととらえています。

それとは別に、体質をつくり出す要素として、体を流れる3種の体液、「ルン（風）、ティーパ（胆汁）、ペーケン（粘液）」があります。

また、人体や食物などを構成する5大元素として、「地・水・火・風・空」があるとしています。

本来の寿命はほぼ決まっているが、生き方や行いで変わる

チベット医学では、寿命は基本的にカルマ（業）によって決まっているとしています。ここでいうカルマは、「前世でやり残した宿題」というような意味ととらえることができます。

基本的には、カルマによって寿命が決まっているものの、それが絶対というわけではありません。その人の生き方や行いによって寿命をある程度変えることができるというのが、チベット医学の寿命観です。

善業を行うと、本来決まっている長さから、寿命が延びるとされています。善業とは仏教用語で、仏教徒にとっての基本的な修行のことです。といっても、心身や環境を清浄に保つとか、真に人や自分のためになる行いをするなど、文字どおり「よい行い」を意味します。例えば、食べ過ぎないとか、ゴミを拾うとか、困っている人を助けるなどで、特別なことや難しいことではありません。

逆に悪業をすると、寿命が本来決まっている長さより短くなるとされています。悪業と

は、盗みなどの犯罪はもちろん、嘘をつくとか、困っている人を見て見ぬ振りをする、欲張った行為をするなど、日常で起こり得ることも含まれます。

このように、前世の影響などで寿命はほぼ決まっているけれども、生き方や行いで変わってくるので、真剣に生きることやよい行いをすること、それらをしようと努力することは無駄ではないとチベット医学では説いています。こういう要素が入っているのが、チベット医学のすばらしいところです。

寿命や健康を左右するそのほかの要素

チベット医学で、寿命や健康状態を左右するとされているものはほかにもあります。

●チューレン薬

チベット医学では、ちょっと不思議な「チューレン薬」というものがあります。「生命のエッセンスを増大させるための薬」とされており、チベット医学で定められた手順に従い、花や鉱物などの原料を混ぜ合わせることで作ります。

通常、医学的な薬といえば、病気や症状を改善するものですが、チューレン薬は健康な状態から、さらに健康にする薬です。日本語でいうと「強壮薬」に当たるでしょうが、その効果は大きく、寿命を延ばす効果があるとされています。

さらにいえば「不老長寿薬」に近いニュアンスのものです。不老長寿という人類の夢が、確実性は別として、チベット医学には組み込まれているのです。

昔の中国では、薬を「特定の病気に使う下薬」「症状や体質で選ぶ中薬」「健康を保つ上薬」に分類していましたが、上薬の上にチューレン薬があるというイメージです。

●瞑想

チベット医学では、先に触れた風（ルン）が、体内で調和を保つことで、健康状態がつくられると考えます。そして、風の不調和を解消する効果をもたらすのが「瞑想」です。

瞑想は、先に挙げた仏教でいう善業の一つでもあり、誰でもやろうと思えばできるものですが、実は瞑想にも多くの段階があります。風の調和に役立つのは、「心の本質や本性にとどまることができる」という最も上級の瞑想とされます。これができれば、風の不調和が取り除かれ、健康や長寿がもたらされるのです。

「瞑想」というと、通常は「心が落ちつく」というような効用をイメージします、しかし、高度な瞑想は、そのようなレベルではなく、人のエネルギーや健康に多大な影響を与えます。

ちなみに仏教では、究極の瞑想によって、人は「金剛身（金剛のような堅固な体）」というバージョンアップした体になるとされています。

人気漫画『ドラゴンボール』でいうと、宇宙最強の戦闘民族とされる「サイヤ人」のようなものです。もちろん通常の瞑想では無理ですが、瞑想も極めれば、体を変えられるほどの力があるというわけです。

●本尊の修行

健康や長寿に関わるものとして、もう一つ重要なのが「本尊の修行」です。病の原因が精霊や悪霊である場合、それに対応する本尊の修行をすることで効果が得られるとされています。

本尊の修行とは、自分のいちばん中心にする仏を一つ決めて修行することを意味します。日本人であれば、医学系のことは薬師如来のもとで修行をすることが多くなります。チベットでは、日本では有名ではないような仏さまを自分の本尊として定めることも少なくありません。そういう密教修行のやり方も、チベット医学には盛り込まれています。

●マントラヒーリング

チベット医学とチベット密教を結びつけるものの一つとして重要なのが「マントラ」です。マントラとは、サンスクリット語で「言葉」「文字」などを意味し、密教で唱える祈りの言葉を指します。日本語では「真言」と訳されています。

マントラを自分で唱えたり、聴いたりして治療効果を得るのがマントラヒーリングです。唱えるのは難しくても、聴くことなら誰でもすぐにできます。

心地よい楽器の演奏に合わせて、マントラを唱えている動画やCD、DVDなどもあります。私も日頃、自分でも聴きますし、患者さんにマントラの動画を紹介して、聴いていただくこともあります。

特に私がおすすめしているのが、著名なチベット医であるニダ先生が創設した国際団体「ソリグ・カーン・インターナショナル」のエストニア支部長であるドゥルクモ・ジャルさんというマントラ・シンガーの方の動画です。そのマントラを流していると、心地よいのはもちろん、空間が浄化される感じがします。ご紹介した患者さんからも、「心が落ちついた」「スッキリした」などの感想がよく聞かれます。

聴くのに慣れてきたら、動画などを参考にしながら、比較的簡単なマントラを自分で唱えてみるのもよいでしょう。

病の源として重要な「貪り・怒り・無知」

チベット医学では、病の源として最も重要なのが「無明（むみょう）」としています。無明とは、「無知なこと」「真理に暗いこと」をいいます。そこから、さらに病につながる「貪《とん》・瞋《じん》・癡《ち》」という三毒が出てくるとされます。

貪は貪欲の意味で、「むさぼること」です。自分の好むものへの強い欲求や執着を指します。瞋は瞋恚《しんに》の意味で、「怒り」です。自分が好まないものへの嫌悪や反感を指しています。癡は「愚癡《ぐち》（無知）」の意味で、「仏教の正しい教えを知らないこと」をいいます。ほかに、病の源の主因として、先ほど挙げた「ルン（風）、ティーパ（胆汁）、ペーケン（粘液）」の滞りや不調和があります。また、遠因として、はるかな過去から存在している「無明」があるとされます。病の源が、過去世にある場合もあることを示しています。

このほか、補助因として、心のあり方や煩悩も挙げられています。

こうした病の源に沿った病気の分類として、以下のものがあります。

●貪りの心（貪）によって起こる「ルン病」

●怒り・嫉みや慢心（瞋）によって起こる「ティーパ病」

●無知（癡）によって起こる「ペーケン病」

これら3つを合わせると、101の病があるとされています。

病の4分類——自分がつくり出した魔物も原因になる

ルン病・ティーパ病・ペーケン病とは別に、以下のような病の4分類があり、それぞれ101ずつの病があるとされています。

①表面的な病

生活習慣の乱れなどによる病で、投薬などの治療を行わなくても、規則正しい生活を送り、適切な食事をとれば治すことができます。ちなみに、現代医学で扱っている生活習慣病の大部分はこれに属します。

②今生のカルマによる病

今の人生の前半のカルマが後半に表れて病が起きているものです。例えば、30～40代くらいまでの生活習慣や行いをつくってきた心の問題点が蓄積し、それ以降の年齢になって表れ、病気になってしまうような場合です。

この場合は、生活習慣や食事の改善だけでは難しい部分があり、医学的な治療だけでなく、仏教の修行も必要になるとしています。

③過去世のカルマ（行為）による病

チベット医学や、そのもとになっている仏教では、過去世があるという前提に立っており、それが関係する病があるとしています。

人は、過去世での課題（カルマ）を抱え、それをやりきるために現世に生まれるという考え方です。人生のスタートは、一見すると一律でなく不公平に見えますが、それは過去世の蓄積の結果が反映されているためです。

自分では覚えていないけれど、自ら望んでその課題をもって生まれてきたということになります。その課題に関係して、病気になることもあり得ます。

場合によっては、病気を抱えて生き抜くことが、カルマの解消になることもあります。もちろん、病気が治ればいちばんいいのですが、必ずしも治るとは限りません。しかし、そこには大切な意味があるのです。

自分が認識していない過去世によって病気を抱えるというのは、理不尽で不公平だと感じると思います。しかし、見方を変えれば、課題を解決するチャンスを与えられているともいえます。

さらに、現世で課題をやりきれなかったとしても、次に生まれ変わってきたときに続きをやればよいのです。そう思えば、少し気持ちが楽になるものです。

④ 鬼神による病

「鬼神」による病というと、ちょっと驚いてしまう人もいると思います。しかしチベット医学では、明確な原因が見当たらない病をこのように分類しています。

原因が不明確な場合に、鬼神、すなわち魔物の仕業としているのです。そのなかには、自分でつくり出した魔物も含まれます。自分のなかの恐怖や不安、疑心暗鬼、焦りなどが生み出した魔物です。鬼神、魔物といっても、実は自らつくり出したものもあるということは、覚えておきたいポイントです。

自分が生み出した魔物による病気以外に、いわゆる霊障や妖怪による病なども、この分類に含まれます。

これらに対しては、医学的な治療では効き目がなく、仏教的な手段で原因になっている鬼神を折伏《しゃくぶく》（悪人・悪法を打ち砕き迷いを覚まさせる）することで治療できるとしています。

治療としての仏教の修行

仏教の修行というと、結跏趺坐《けっかふざ》（両足を組む坐禅法）などをして、長時間の瞑想をしたり、滝行をしたりというイメージが強いかもしれませんが、そういうことばかりが修行ではありません。チベット医学で、治療のための仏教の修行と位置づけていることは、ごくシンプルです。

「自分を高めることをする」「良いことをする」というよりも、「悪いことをしない」という戒めが主体になっています。その悪いことが病の原因にもなっているという考え方です。

完全にやめられなくても、それらを減らそうとする努力だけでもよいのです。

●「身」＝体についての３つの戒め

殺生をしない／盗みをしない／邪淫（不倫）をしない

●「口」＝言葉についての４つの戒め

嘘を言わない／悪口を言わない／いい加減なことを言わない／二枚舌（前後で言うことが変わったり、言うことがコロコロ変わったりする）をしない（最悪の行為とされる）

●「意」＝心についての３つの戒め

貪らない／怒らない／誤った見解（先入観）をもたない

これらとともに、「慈善活動をする」「困っている人や動物を助ける方法を探す」「人助けのために寄付や勤労奉仕をする」「捨てられた動物を保護する」などを行うのも、日常の修行になります。できる範囲で、取り組んでみるとよいと思います。

食物や薬の中の5大元素と「味」「作用」

チベット医学では、人体や食物、薬などを構成する5大元素として、「地・水・火・風・

空」があるとしています。これらは、3体液である「ルン・ティーパ・ペーケン」と深く関係しています。

さらに、「熱・寒」という性質や、「甘い・酸っぱい・塩辛い・苦い・辛い・渋い」といった味とも深く関係します。

以下に、5大元素の説明と味との関係を挙げておきます。

●5大元素の作用・位置づけ

- **地**＝基盤
- **水**＝物質同士がくっつく
- **火**＝物質が成熟する
- **風**＝成長や増加（ルン）
- **空**＝成長に必要な空間や機会

●5大元素と味の関係

- **地＋水**＝甘い
- **地＋火**＝酸っぱい
- **水＋火**＝塩辛い
- **空＋風**＝苦い
- **火＋風**＝辛い
- **地＋風**＝渋い

［図表3］　3体液の性質と5大元素の関係

3体液	性質	5大元素	熱／寒
ルン（風）	粗い（滑らかでない）、軽い、冷たい、微細（どんな場所にでも動いていける）、堅い、揺らぎやすい	風	どちらともいえない
ティーパ（胆汁）	脂っこい（本質的に）、鋭い、熱い、軽い、悪臭を放つ、泄《せっ》瀉《しゃ》する、湿り気がある	火	熱
ペーケン（粘液）	脂っこい（表面的に）、きわめて冷たい、重い、鈍い、滑らか、安定している、ねばねばしている	地と水	寒

［図表4］　食物・薬の中の5大元素の効力

	効力	作用
地	重い、安定している、鈍い、滑らか、脂っこい、乾いている	ルンを鎮める
水	薄い、きわめて冷たい、重い、鈍い、滑らか、脂っこい、湿った	ティーパを鎮める
火	熱い、鋭い、乾いている、粗い、軽い、脂っこい、揺らぎやすい	ペーケンを鎮める
風	軽い、揺らぎやすい、冷たい、粗い、吸収性がある、乾いている	ティーパとペーケンを鎮める
空	地水火風は空において生じ、増加するものであるため、地水火風の本質をもった薬・食物にくまなく浸透している。空の本質をもった薬・食物は3体液すべてがからんだ病を鎮める	

ルン病・ティーパ病・ペーケン病の問診

チベット医学で体内に流れるとする3体液は、それぞれが調和を失うことで、「ルン病」「ティーパ病」「ペーケン病」を起こします。それぞれに特徴的な症状があり、実際の診療では、症状をチェックする問診を行います。該当する症状が多いと、その病気である疑いが強くなります。以下にダライ・ラマの侍医だったイェシェー・ドゥンデン医師の問診項目と、補助因（誘因）、治療法のポイントを挙げておきます。

●ルン病の問診

・あくびをするか、震えがくるか
・伸びをしたくなるか
・寒気がくるか
・お尻や背骨、関節が痛むか
・痛みの場所が移動するか

・飲食していないのに吐き気がするか
・五感が鈍っていないか
・落ちつきがないか
・空腹時に以前より痛みを感じるか
　＊補助因：苦味の強いお茶、山羊の肉、豚肉、冷たい飲食物、水分の極めて少ない乾燥した食物、苦味や渋味の強い飲食物、カフェインなどの摂取、または断食。
　＊治療法：脂の多い栄養価の高い食物をとる、暖かい場所で過ごす。

●ティーパ病の問診

・口に苦味が残るか
・頭痛がしばしば起こるか
・筋肉に極端な痛みがあるか
・上半身に痛みがあるか
・食物を消化する際に痛みがあるか

＊補助因：強く古い酒類、熱過ぎる飲食物、辛味のある刺激が強い飲食物、古く腐りかけた飲食物、アルコールなどの摂取、または暑い場所で過ごすこと。
＊治療法：極めて冷たく苦い食物の摂取、涼しい木陰や風の吹く場所で過ごし、薄着を心掛けること。

●ペーケン病の問診

- 食欲が減退していないか
- 消化しづらいか
- 嘔吐するか
- 味を感じるか
- 胃が上に向かってふくれる感じがするか、胸やけするか
- ゲップが出ないか
- 体を動かしたくない、やる気が起きないか
- 体の内側も外側も冷えていないか

・食物が胃に入ると、すぐに痛みや不快感がないか
＊補助因：熟していないトウモロコシ、豆、実、湿気、冷たい飲食物、甘い飲食物、油ものなど消化が悪い飲食物、古く腐りかけた乳製品などの飲食物の摂取。
＊治療法：暖かい場所で過ごす。温かい・消化しやすい食物（例：大麦、野菜や魚など）、温かく、消化のよい、作り立ての飲食物などの摂取。

同じがんでも治りやすさに差がある理由

2人に1人ががんになり、3人に1人ががんで亡くなるという今、誰にとっても関心が高いのががんという病気でしょう。

がんは複雑な病気で、部位だけでなく、がん細胞の成り立ちや性質にもさまざまなものがあります。また、患者さん側の免役力や体力などの条件によっても進行の仕方が大きく違う場合があると考えられています。

しかし、チベット医学の視点に立つと、また別の理由も見えてきます。57ページで病の

4分類について述べました。そこにがんという病気を当てはめて考えます。

がんのなかには、生活習慣が主要な原因となって起こった「表面的な病」としてのがんがあります。この場合は、適切な食事と生活習慣を取り戻せば、快癒に向かいます。

がんの原因が、今生のカルマだったら、適切な治療を施せば治癒が期待できますが、セルフケアだけでは治療が難しそうです。

過去世のカルマや鬼神によるものであれば、生活改善や治療だけでは対応が難しく、病気の原因への理解を深めるとともに、仏教的な修行も取り入れる必要が出てきます。

見た目は同じ病気であっても、もともとの原因がまったく違うのですから、同じ対策だけでは結果に大きな差が出るのは当然です。

現代医学にはない視点ですが、チベット医学のこのような視点をもつことで、病に対する見方が変わり、そのことが患者にとって助けになる場合もあります。

がんに限らず、表面は同じ病気でも、原因や患者側の要因を深く見ていくと、まったく違う場合があることを、頭においておくとよいです。

病の原因別に幹が分かれた「治療の樹」

チベット医学の基本的教典である『四部医典』には、さまざまな治療法を系統立てて分類した図が載っています。ユニークなのは、それが樹の形になっていることです。「治療の樹（あるいは治療の根）」と呼ばれる図です（70ページ）。

幹の部分が大きく4つに分かれ、そこに「食物の幹」「生活態度の幹」「薬の幹」「外的治療法の幹」と書いてあります。それぞれの幹から分かれた枝に治療目的と治療法の系統が書いてあり（「ルン病の食物の枝」など）、その枝に繋った葉の一つひとつに、当てはまる具体的な治療法名が書かれています。

目的と希望の治療体系を決めれば、当てはまる具体的な治療法がすぐに分かる便利な図です。

病の4分類のうち、生活習慣による病気のときには、この治療の樹の幹のなかから、まずは左の2つ「食物の幹」と「生活態度の幹」の2つで対応するのが基本です。それだけでは、どうしても足りないとなれば、右の2つの幹の治療法に入っていきます。

［図表５］ 四部医典の治療の樹

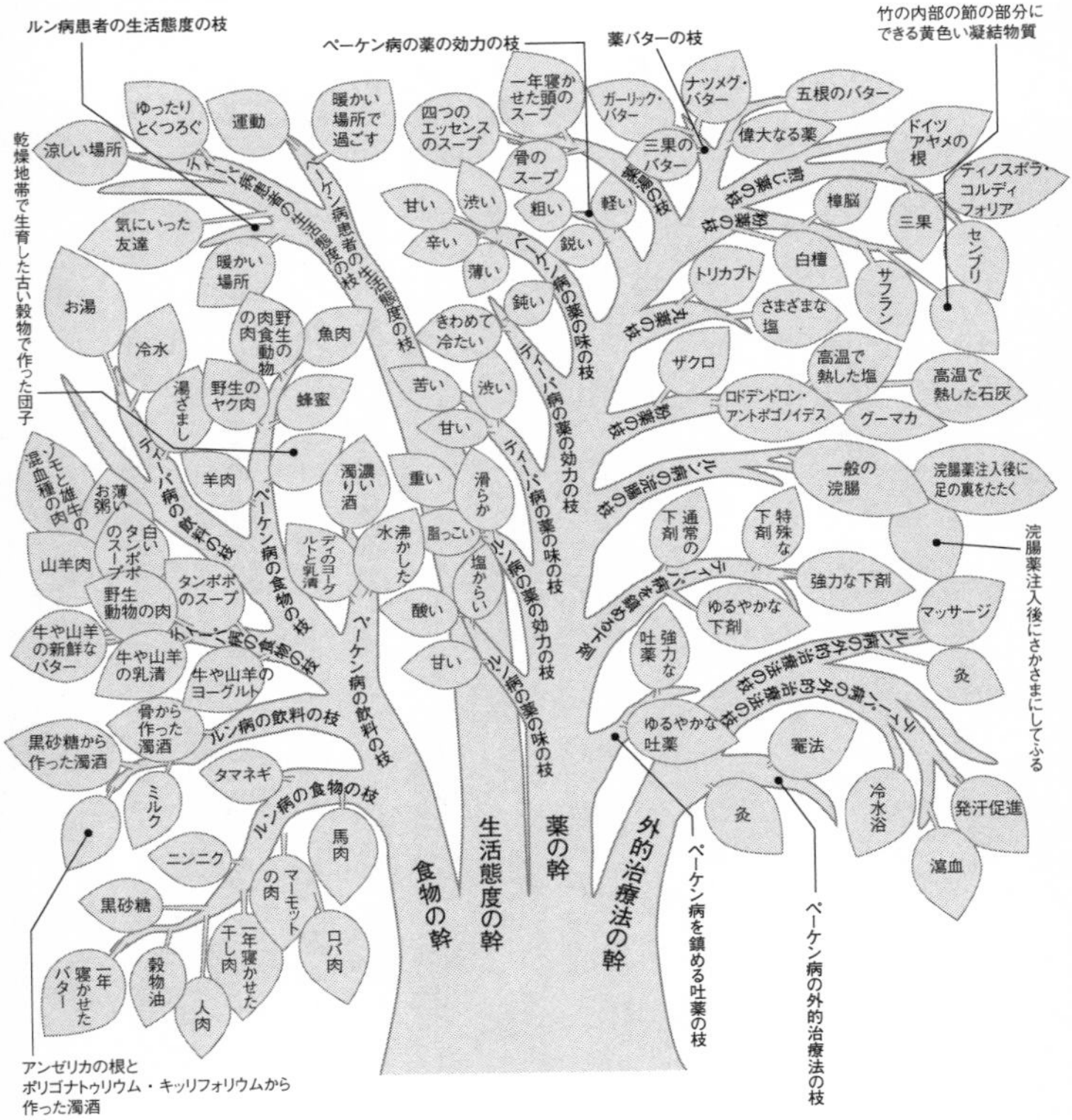

チベット医学の教典である『四部医典』の図を基に作成

幹の部分が「食物の幹」「生活態度の幹」「薬の幹」「外的治療法の幹」の４つに分かれ、それぞれの幹から伸びた枝に治療目的と治療法の系統が、枝から生えた葉に具体的な治療法が書かれている。

それが、真に患者さんのためになる本来の治療の順番です。そのことが、チベット医学では、治療の樹の図によってしっかりと主張されているのです。

現代医学では、その部分があいまいになっており、本来は食事と生活習慣の見直しで治せるはずの病気に、右の２つの幹の治療法、すなわち薬や外的治療を施すことが少なくありません。

しかし、現代医学でも、数年前からは医療機関で生活習慣の改善指導をすると、「生活習慣病管理料」として保険点数がつくようになっています。こうした点では現代医学も、少しずつですが、正しい方向にシフトしつつあるといえそうです。

さて、チベット医学のユニークな「治療の樹」には、実は発展版があります。

高名なチベット医であるニダ・チェナグサング先生が、「５つ目の幹」を書き足して作られた新しい治療の樹です。

５つ目の幹には、「スピリチュアルヒーリング」と書かれています。つまり、ニダ先生は「目に見えない体」に対するエネルギー治療まで、この図に入れ込んだというわけです。

実は、４つの幹の図にも、内容的に多少はエネルギー治療が入っていました。実際には、生活習慣の改善のなかには、エネルギー治療になるものもあるからです。しかし、この図を見ても、それははっきりとは分かりません。

そこで、ニダ先生は、分かりやすく5つ目の幹をつけて「スピリチュアルヒーリング」、すなわち「エネルギー治療」の重要性を示したのです。

こちらの図であれば、４つの幹には入れにくかった「マントラ」「ヨガ」「瞑想」なども、５つ目の幹に入れ込むことができます。その意味でも、ニダ先生の新しい治療の樹は画期的だといえます。

［図表6］　ニダ・チェナグサング先生の治療の樹

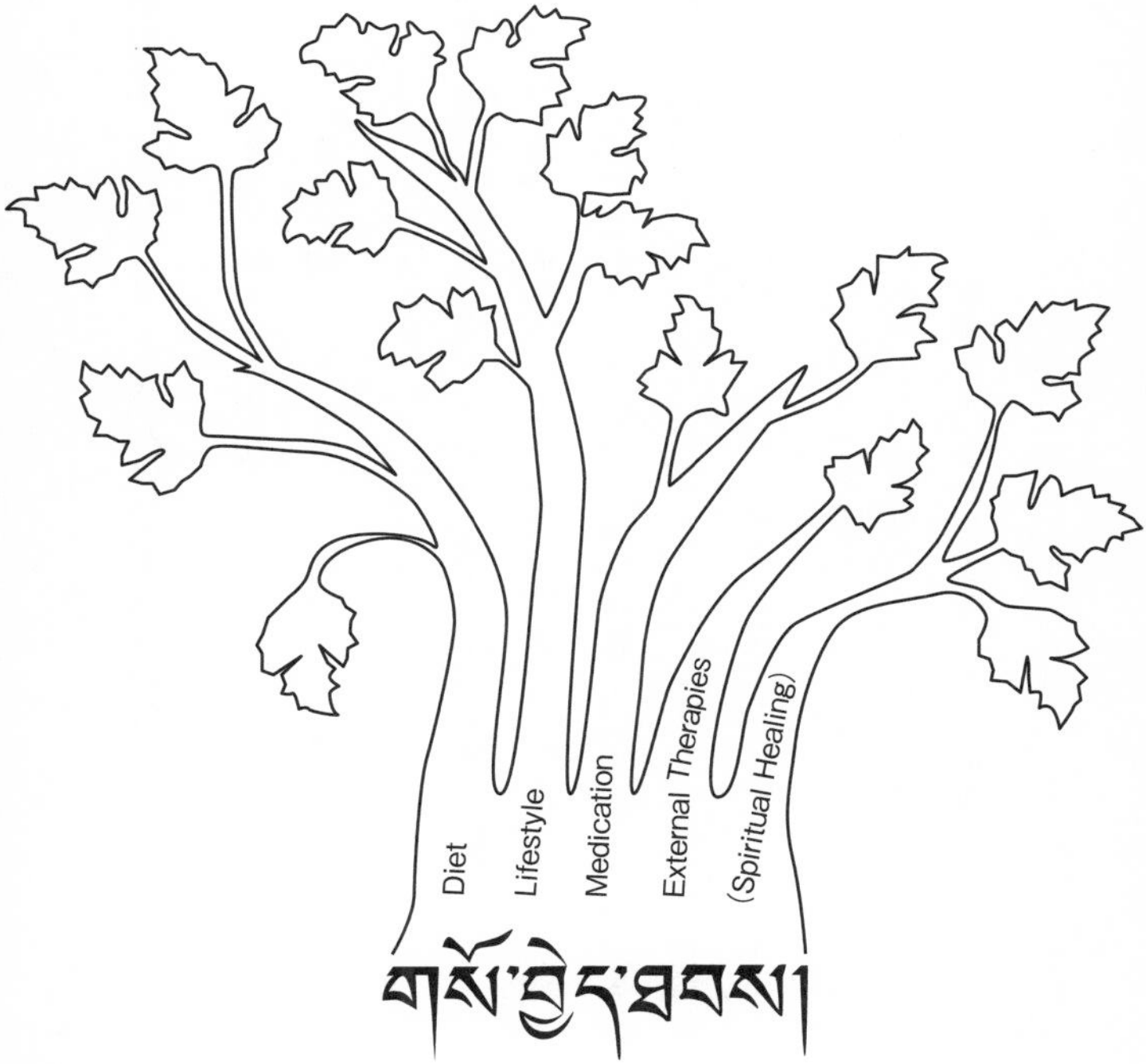

ニダ・チェナグサングの図を基に作成

四部医典の治療の樹にあった「Diet（食物）」「Lifestyle（生活態度）」「Medication（薬）」「External Therapies（外的治療法）」のほかに、5つ目として「Spiritual Healing（スピリチュアルヒーリング＝エネルギー治療）」の幹が書き足されている。

補助療法の位置づけ——薬や外的療法は過度に用いない

チベット医学では「補助療法の位置づけ」ということが明記されています。

ここでいう補助療法は、70ページで見た治療の樹の４つ目、「外的治療法」とほぼ同じ意味になります。つまり、手術をはじめとする外科的治療やさまざまな物理療法などを指します。鍼灸療法やマッサージなども含まれます。

先ほど、治療の樹の３・４つ目の治療は、１・２つ目の治療で足りなかったときに、初めて行うと述べました。これは、鍼灸治療やマッサージなども同じで、文字どおりの補助療法と位置づけて、最初からむやみに用いずに、「まずは食事と生活習慣の改善で努力しましょう」というのが、チベット医学の基本的な考え方です。

さらに、薬については「準補助療法」という位置づけになります。食事や生活態度の改善を試す前に、薬を性急に使うことは決してすすめられません。しかし、食事や生活態度を改善しても効果がないときは、外的療法を行う前に、適度に試してみるという明確な優先順位ができています。

現代医学では薬を使い過ぎる傾向があるので、このあたりは一概にいえない部分もありますが、いずれにしても、治療の樹の左の2つを最優先にし、薬や外的療法は必要最低限にして過度に用いないのが真の治療です。

チベット医学の考え方ですが、このことは現代医学にも当てはまります。さらに、物理的な方法だけでは効果が不十分な場合には、ニダ先生が「スピリチュアルヒーリング」を加えたように、エネルギー治療（マントラ、ヨガ、瞑想など）も、必要に応じて用いていくことが大切になります。

薬を単なる物質として見ない――瞑想で変化させる

薬に関して、優先順位のほかに大切なことがもう一つあります。

薬といえば、物理的なものととらえがちですが、チベット医学では少し違う見方をします。薬に向けて一定の儀式をしながら瞑想をし、マントラを唱えることで、効果を高めたり、エネルギーの領域まで効かせられるように変容させたりできると考えるのです。

ここに詳細は書きませんが、その細かい手順まで決まっています。一定の手順は必要ですが、分かりやすくいってしまえば、単なる薬か、心を込めた薬かで、作用が違ってくるということです。

これを非科学的と思うかどうかは、個人のとらえ方次第ですが、心を込めた治療をするかどうかで、結果が違ってくるという実感は、ほとんどの医療従事者が多少なりとももっているものだと私は思います。

チベット医学には、そのことも仏教用語を用いて表現されています。

「釈尊（お釈迦さま）の教えのなかでも、ひときわ崇高なものが医学であり、本質を悟って実践すれば、六波羅蜜を同時に終えられる」という一説があるのです。

ここで「同時に」といっているのは、「患者さんと治療者ともに」という意味です。

六波羅蜜とは、お釈迦さまが行って悟りを開いた6種の修行のことで、以下の6つを指します。

①**布施**（ふせ）人にお金や安心などを与えること

②**持戒**（じかい）戒律を守ること
③**忍辱**（にんにく）怒りをもたずに苦難に耐えること
④**精進**（しょうじん）たゆまず仏道に励むこと
⑤**禅定**（ぜんじょう）瞑想で心を落ちつかせること
⑥**智慧**（ちえ）真理（空性）を見極めること

治療者が真剣に治療し、患者さんも真剣に取り組めば、そのことが両方にとって六波羅蜜になるというのです。

これはすべての治療者と患者さんに、ぜひ知っていただきたい視点です。

高僧に起こる不思議な現象「トゥクタム」と「虹の体」

チベット医学は、死後の世界の存在について言及しています。それとも関連して、ここで触れておきたいのが、チベット仏教で修行を積んだ高僧に起こる不思議な現象についてです。

その一つは「トゥクタム」という現象です。

トゥクタムとは、高僧が数日から1カ月程度の瞑想状態を続けたとき、心臓と呼吸が停止し、脳波は平坦になりながら（つまり、通常の医学常識では死の状態になりながら）、瞑想時の姿勢がそのまま保たれ、死後硬直はないという状態を指します。

チベット仏教の高僧には、珍しい現象ではないようです。そのため、瞑想の姿勢が保たれている間は、まだ生きているととらえるのが慣習となっています。

やがて、本当の死を迎えると、肉体が極端に小さくなったり、歯や髪の毛だけが残ったりすることもあります。一説によれば、髪や歯は、体のほかの部分より波動が低いため、残りやすいともいわれています。

ほかに、肉体は消えて、そのあとに仏像や宝石が残るという現象も起こり得ることが知られています。

密教の修行をさらに極めると、亡くなったあとに肉体が虹の光に溶け入り、完全に消えてしまうことがあります。これを「虹の体」と呼んでいます。

高度な密教体系である「ユトク・ニンティク」を開発した、チベット医学の祖であるユトク・ヨンテン・ゴンポは、この世に2回生まれ出たあと、弟子たちの目前で「虹の体」になって消え去ったと伝えられています。

いずれも不思議な現象ですが、私たちが肉体や物質にこだわり過ぎているので、実際以上に不可解に思えてしまうということもありそうです。

多様な視点を手に入れるためにも、こういうことも起こり得ると知っておくことは大事ではないでしょうか。

チベット仏教では死は「解脱のチャンス」

トゥクタムと虹の体は、チベット仏教のなかでは、死ぬときの最高の2つの形です。修行を積んでいない凡人には望むべくもありませんが、私たち凡人にも死のときには大きなチャンスが訪れます。

『チベット死者の書』という書物は、死後のガイドブックであり、亡くなったあとに私たちがどんな体験をするかが書いてあります。その際に、チベット仏教では、僧侶が死者の耳もとで、何をすべきかを語り続けてくれます。

なぜかというと、亡くなった直後こそ解脱のチャンスだとされているからです。

チベット仏教では、人が死ぬと、「バルドゥ（中有）」という状態に入っていくと考えられています。この世とあの世の中間的なところですが、ここで死者は、3段階にわたって強烈な光を見たり、心を惑わせる幻影を見たり、神々に会ったりします。

それは非常に混乱したり、怯えたりする体験ですが、できるだけ動じることなく正しく進んでいくことができれば、解脱することも可能とされています。

それが可能になるように、僧侶（お経）が道案内をしてくれるのです。もし、解脱がかなわなかったとしても、地獄や餓鬼界、畜生界などに行かず、人間界に戻ってこられるように、僧侶がガイドを続けてくれます。

このように死後のガイドをしっかりしてもらえると思うと、大切な人を見送るときのつらさも、自分自身が死にゆくときの恐怖も、かなりやわらぐのではないかと思います。

死をも含めて対象にしているチベット医学は、その点でも温かさに満ちた医療であり、やはり間違いなく究極のホリスティック医学だといえるのです。

第4章

「究極のホリスティック医学」を構成する3要素――その②

エネルギーの解放を目的とする心理療法「サイコシンセシス」

愛と魂と意志を取り戻した心理学

サイコシンセシスは、20世紀初頭、イタリアの精神科医、ロベルト・アサジオリによってつくられた心理学の一体系です。アサジオリは、精神分析で知られるフロイト、分析心理学のユング、個人心理学のアドラーと、同じ時代にウィーンにおり、彼らと親交がありました。

アサジオリは精神分析から出発し、それを土台に据えつつ、精神統合が必要だと提唱してサイコシンセシスを確立しました。

「精神分析（サイコアナリシス）――精神統合（サイコシンセシス）」という言葉の対比から、ともすれば、アサジオリがフロイトに敵対したのではないかと思われることがありますが、そうではありません。

アサジオリは、フロイトとその研究成果をリスペクトしながらも、それだけでは人間を丸ごととらえるには足りないと感じて、サイコシンセシスをつくり上げたのです。

サイコシンセシスは、「愛と魂と意志を取り戻した心理学」と呼ばれることがあります。

合理的になり過ぎた心理学に、愛・魂・意志といった視点を取り戻したことで注目されたからです。特に、サイコシンセシスでは「意志」というものを重要視します。

また、サイコシンセシスは、単に心理学を拡張しただけでなく、エネルギーという視点も重視しています。

アサジオリのサイコシンセシスは、世界中に広まりましたが、日本ではあまり広まらなかったという不幸な歴史状況があります。ホリスティックな視点に立つすばらしいメソッドですので、機会があるごとに改めて注目し、広めていく意義があります。

なお、サイコシンセシスは日本語でいうと「精神統合」ですが、最近では「統合心理学」と呼ばれることもあります。

サイコシンセシスの人間観――パーソナリティという乗り物

アサジオリは、いくつかの図を使って、「人間」や「人の意識の領域」などを表現しています。そのなかで、サイコシンセシスの基本的な人間観を示したのが、図表7の三角錐の図です。この図は「パーソナリティという乗り物」と呼ばれています。サイコシンセシスが、パーソナリティ（人格・個性・性格）をどうとらえているかを示す地図です。

この三角錐全体がパーソナリティです。

三角錐の底辺の中央にある黒丸は「パーソナルセルフ（Ｐセルフ）」です。これは、現実的・社会的な「私」そのものです。今の自分の中心、意識の領域の中心ともいえます。

三角錐の頂点、星印のところは、「トランスパーソナルセルフ（Ｔセルフ）」です。普段は意識していない高次元の自分です。「ハイヤーセルフ」「高次の自分」「魂」「霊・精神」ともいいかえられます。

ＰセルフとＴセルフは、点線でつながっています。これは、ＴセルフがＰセルフに投影されていることを示しています。

三角錐の底辺の３つの角には、「身」「心」「知」が配されています。それぞれ「身体」「感情」「知性」を意味します。身・心・知は、それぞれが互いにつながっており、かつＴセルフともつながっていることを、この図は示しています。

ホリスティックな観点からすると、「身」はボディ、「心」と「知」がマインド、Ｔセルフがスピリット（魂）です。サイコシンセシスの人間観はまさにホリスティック医学で、

［図表７］　パーソナリティという乗り物

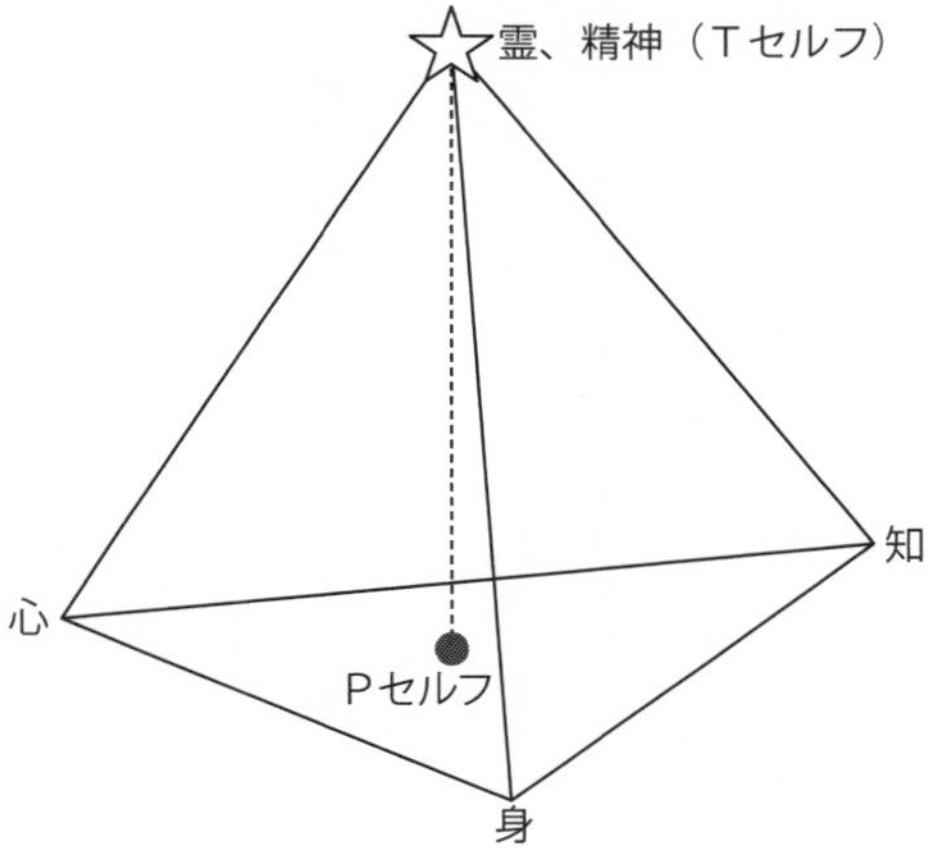

ロベルト・アサジオリの図を基に作成

心理学でありながら、ボディ、マインド、スピリットのすべてをしっかり見ていることになります。

心理学の分野で、Tセルフ、すなわち魂の存在まで含めて体系づけたものはほとんどありません。こういうことまで入れると、学問として怪しいイメージに受け取られかねないので、通常は敬遠されます。しかし、アサジオリは勇気をもって、Tセルフの存在を明らかにした学問体系をつくり上げたのです。

Pセルフの「意志」が身・心・知のバランスをとる

「パーソナリティという乗り物」の図について、見方のポイントを挙げます。

① 私たちの存在の本質はTセルフ（魂）で、パーソナリティはその乗り物

現実の世界で、自分の本質であるTセルフを表現するための乗り物として、パーソナリティは重要だとサイコシンセシスでは位置づけています。

ただし、サイコシンセシスでは、「Pセルフ（現実の自分）は真の自己ではないから」だとか「パーソナリティは乗り物に過ぎないから」などといって軽んじることはしません。

私たちは、Pセルフを中心にしたパーソナリティによって、個性をもって現実社会を生きています。真の自己実現のためには、Pセルフをしっかりと働かせ、パーソナリティをバランスよくつくり上げていくことが重要と、サイコシンセシスでは考えます。

② パーソナリティは身・心・知という3つの側面をもつ

身体・感情・知性は、互いにつながっており、それぞれがTセルフともつながっています。そのことを、「パーソナリティという乗り物」の図は端的に表しています。この３つが、バランスよく発達し、活動することは、パーソナリティが良い状態に保たれるために大切です。

③パーソナリティの中心に身・心・知のどれとも違うPセルフがある

日頃、私たちは、身体、感情、知性のどれかが、あたかも現実の自分（Ｐセルフ）であるかのような錯覚に陥ることがあります。しかし、「パーソナリティという乗り物」の図に描かれているとおり、そのどれからも独立したところにＰセルフはあります。

身体、感情、知性は、パーソナリティの重要な要素ではありますが、Ｐセルフそのものではないのです。このことをしっかり認識するために、サイコシンセシスには、以下のような言葉を口にする「脱同一化メソッド」というものもあります。

「私は体をもっているが、体＝私ではない」
「私は感情をもっているが、感情＝私ではない」
「私は知性をもっているが、知性＝私ではない」

これにより、例えば体が不調になったときに自分自身がダメになったように感じたり、怒りが湧き上がったときに自分の主体が怒りに飲み込まれたりしないで、自分自身を保ちやすくなります（脱同一化については１３５ページも参照）。

身体、感情、知性は、いつも調和がとれているとは限らず、その関係性がギクシャクすることもよくあります。これは、誰もが日常的に経験する事象です。

そんなときに、身体、感情、知性のバランスをとるのもＰセルフの役目です。その際には、Ｐセルフが「意志」を発揮することでうまくコントロールしやすくなるというのが、サイコシンセシスの考え方です。意志も心に属しますが、感情や知性よりも上位にあるので、意志によって管理できるとしています（97ページのスターダイアグラムの図も参照）。

④Pセルフは高次元にあるTセルフの現実における投影である

サイコシンセシスでは、Ｐセルフは、Ｔセルフの投影、あるいは代行者ととらえます。

だからといって、ＰセルフよりもＴセルフのほうが重要だというわけではありません。

Ｔセルフのような高次元のことは、目に見えず証明もされていないので、気づかない人や受け入れない人もいます。一方で、すぐに受け入れてスピリチュアルなことに惹かれる人は、Pセルフなどの現実的なことを軽んじやすいものです。

サイコシンセシスでは、そのどちらにも偏らない態度を基本とします。パーソナリティを、高次の領域を含めたホリスティックな視点でとらえ、すべてのフェーズを大切にするのがサイコシンセシスの考え方です。

真の自己への探求も人間の欲求やエネルギーになる

フロイトは人間の「無意識」というものを発掘し、無意識を重視して精神分析の手法を確立しました。アサジオリは、これを尊重しながらも、無意識だけでなく、そこに「エネルギー」という概念も加えました。「エネルギー」という、現在の科学からいえばあいまいで、研究者が避けがちなものも、心理学の立場からきちんと取り上げたのです。

科学が存在を証明できなくても、アサジオリはエネルギーというものの存在を確信していて、「無意識とエネルギー」の2つを、「真の自己の探求のために不可欠なもの」と位置づけたのです。

先ほど、心理学の領域では、アサジオリのいうTセルフ（魂）に触れる人は少ないという話をしましたが、エネルギーということに触れる人もあまりいません。

ちなみに、フロイトは「リビドー」と呼ばれる根本的欲求（性的欲求を含む）のエネルギーを見いだしました。その衝動欲求について無意識からの影響が強いといっており、そこで少しエネルギーにも触れています。

アサジオリは、無意識の概念をフロイトから引き継ぐとともに、エネルギーについて正面から取り上げました。「感情のエネルギーは強い」「それによって体が影響されてしまう」など、性的なエネルギーに限らず、普遍的なエネルギーについて、学問の分野で正式に語った最初の人ではないかと思います。

それと同時に、体についてもきちんと見ているというところが大事です。

例えば、私の専門の一つである心身症は、本質的には心の病気ですが、表面的には体への症状として表れます。ストレス性胃炎やストレス性潰瘍などは、原因を調べて「ストレス性」と病名につけていますが、現象だけ見れば、まさに普通の体の病気でしかありません。

このような「ストレス病」と呼ばれる病気は数多く存在します。そんなところにも、サイコシンセシスでいう「無意識とエネルギー」が、深く関係しているわけです。

したがってストレス性の病気は、心理学の領域だからといって単に精神や心の問題だけを考慮すればよいのではなく、身体に現れている不調との関連も重要なポイントなのです。

それに関連してアサジオリは、「真の自己への探求も人間の欲求やエネルギーになる」と述べています。Pセルフに投影されるTセルフのあり方や欲求によって、現実の自分が突き動かされたり、エネルギーを得たりする場合もあるということです。

それが抑えつけられると、心身の病気の一因になることもあります。体の病気を診るときにも重要な視点です。

ホリスティックな人間観を表す基本地図——卵形図

アサジオリは、無意識の領域について、フロイトの研究を出発点として掘り下げています。その全貌を分かりやすい図にしており、これは楕円形であることから「卵形図」と呼ばれています。現実として認識できている自分（パーソナルセルフ）と無意識下も含めた自分（トランスパーソナルセルフ）の関係性を表し、アサジオリのホリスティックな人間観を示す基本的な地図です。

中心にある黒丸（図表８の５）はパーソナルセルフ（Ｐセルフ）で、意識できている現実の自分自身のことです。

卵形図の上端にある星印（図表８の６）は、トランスパーソナルセルフ（Ｔセルフ）です。これも「パーソナリティという乗り物」の図と同じで、「ハイヤーセルフ」「高次の自分」「魂」「霊・精神」といいかえることができます。

ＴセルフがＰセルフに投影されるという意味で、両者は点線で結ばれています。

Ｐセルフを取り囲んでいる部分は「意識（気づき）のパーソナル領域」とされています（図表８の４）。私たちが普通に認識している顕在意識の領域です。

その左右は「中位無意識」です（図表８の２）。アサジオリは無意識にも階層があるとして、「上位無意識・中位無意識・下位無意識」に分けました。ここが、フロイトの無意識の概念との大きな違いです。

意識（顕在意識）の左右にある中位無意識は、普段は意識できていないものの、何かのきっかけや必要性が生じたら、意識にのぼってくるような領域です。

卵形図の下3分の1を占めるのは下位無意識です（図表8の1）。これは生物としての原始的な部分や、ともすれば私たちを振り回すようなネガティブなエネルギーをもつ意識領域でフロイトは「精神の地下室」と呼んでいます。

上3分の1は、上位無意識です（図表8の3）。Tセルフにつながる部分の無意識で、「超意識」「スピリチュアリティ」などともいいかえられます。人としての崇高な部分の無意識であり、真の自己実現に向かう原動力ともいえます。

卵形図の周囲は、集合無意識です（図表8の7）。これはユングの提唱した概念で、人間の無意識の深層に存在する、個人を超えた先天的な構造領域です。つまり、他者とつながる部分の無意識です。

このようにアサジオリは、無意識を3層に分けただけではなく、ユングの提唱する集合無意識も取り入れて、卵形図、すなわちサイコシンセシスのホリスティックな人間観を確立しました。

一方で、フロイトの無意識の概念を表す図としては、氷山にたとえた図が知られていま

［図表８］　サイコシンセシスの卵形図

1　下位無意識
2　中位無意識
3　上位無意識
（トランスパーソナル領域）
4　意識（気づき）のパーソナル領域
5　パーソナルセルフ（Ｐセルフ）
6　トランスパーソナルセルフ（Ｔセルフ）
7　集合無意識

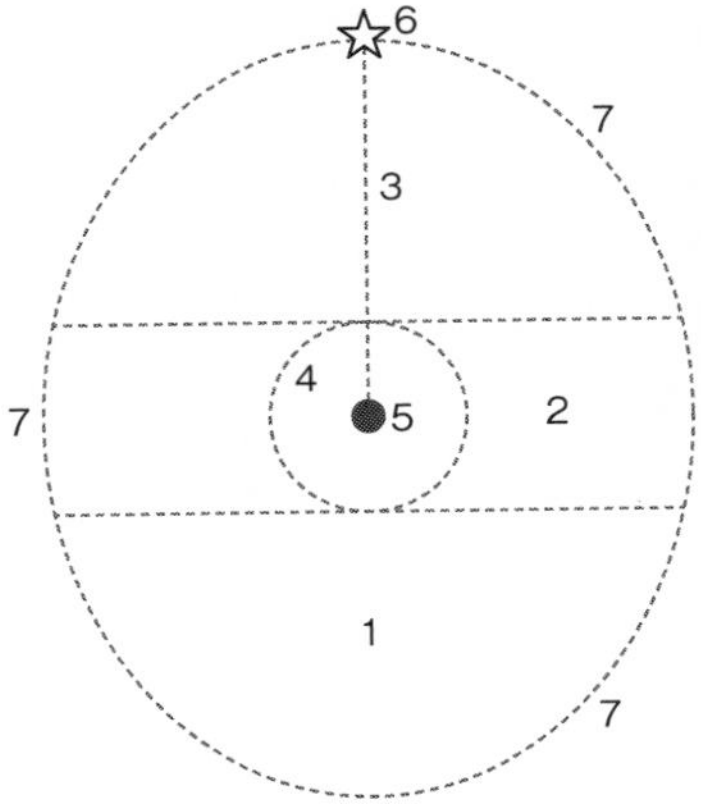

ロベルト・アサジオリの図を基に作成

す。氷山は、その大部分が水中にありますが、その水中の部分を無意識の領域（イド）にたとえた図です。

これをアサジオリの卵形図と比較すると、フロイトの氷山の図では、卵形図の下位無意識と、中位無意識の一部を表現するにとどまり、上位無意識や集合無意識はありません。もちろんＴセルフも存在しません。

「精神の地下室」という言葉に象徴されるように、「無意識といえば下位無意識であり、私たちを苦しめる厄介なもの」というのが、フロイトの無意識の位置づけだったのです。

［図表９］　フロイトの無意識を示す氷山の図

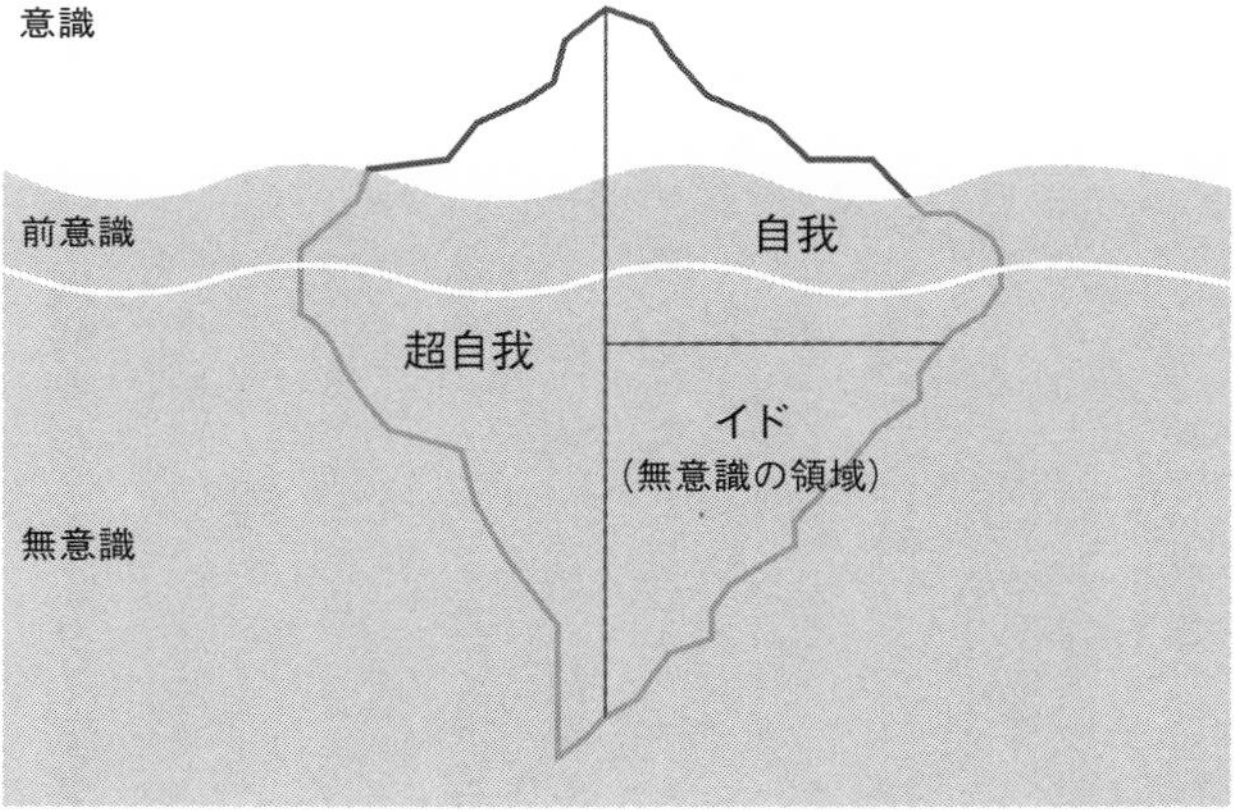

ジークムント・フロイトの氷山モデルを基に作成

それを土台としながらも、下位だけではなく、人として崇高な上位無意識も存在するとした点が、アサジオリのサイコシンセシスの優れた点です。

「心」をより深く理解するスターダイアグラムの図

サイコシンセシスの概念を示す図はほかにもあります。卵形図とともに知られている図で、全体が星の形なので「スターダイアグラム」と呼ばれています。

スターダイアグラムは、先に三角錐の図で見たパーソナリティの要素、「身・心・知」のうち、「心」の種類について、より深く理解するための図です。図表８の卵形図を立体的に見て、Ｐセルフの位置で意識の領域を横に輪切りしたときの断面図という位置づけです。つまり、意識の領域だけに注目して、その内容を見たものといえます。

黒丸は、前の2つの図と同じくPセルフです。その周囲にある点線の円は、意識（気づき）の領域です。

ここまで、「心」は必要に応じて「感情」といいかえてきました。しかし、「心＝感情」というわけではなく、感情は心を形成する代表的な1要素であって、象徴的なものとしていいかえているに過ぎません。

そこで、改めて心（心理の諸機能）に属するものを整理して図示したのが、スターダイ

［図表 10］　スターダイアグラム

1　想像（イメージ）
2　感情・情動
3　感覚
4　衝動・欲求
5　思考
6　直観
（以上が心理の６つの機能）
7　意志
8　Ｐセルフ

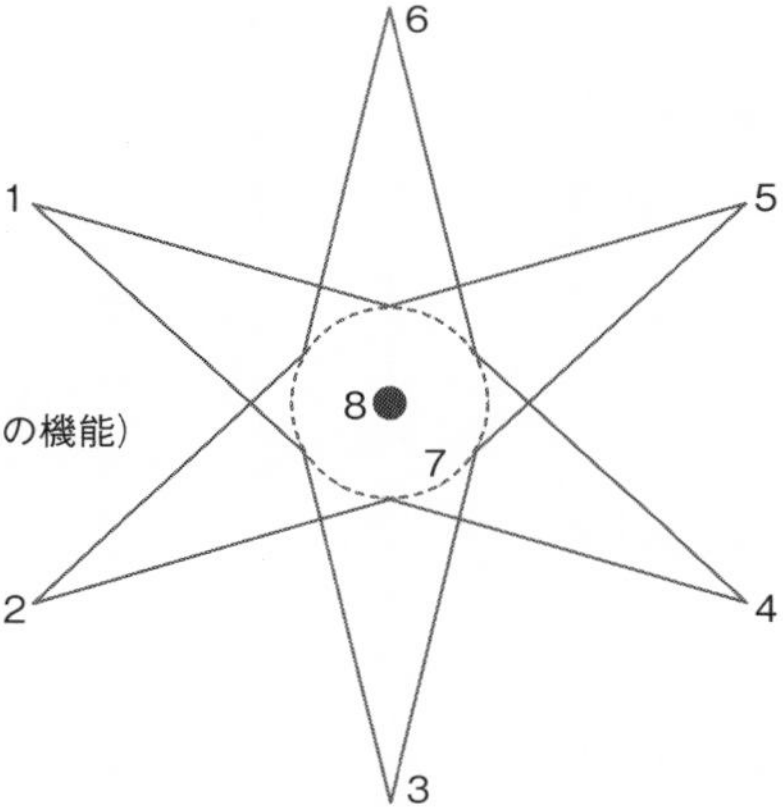

ロベルト・アサジオリの図を基に作成

アグラムです。

星形の６つの先端には、「想像（イメージ）」「感情・情動」「感覚」「衝動・欲求」「思考」「直観」を配しています。これらは、心理の６つの機能とされるもので、「心の主要な種類」です。

ただし、心の主要な種類には、実は重要なものがもう一つあります。それは「意志」です。スターダイアグラムの図では、意志だけは、他の心の種類とは区別して、星形の先端ではなく、Ｐセルフのある意識領域にあります。

意志は心の一種ではありますが、心に属するほかのものよりも上位にあり、それらを管理・調和する働きをもっているからです。

例えば、感情・情動が強く働き過ぎて、それに振り回されているようなときには、Pセルフが意志の力を強くもって、管理・調和しようと努めれば、コントロールが可能です。

このように、スターダイアグラムを知っておくことで、自分の心との付き合い方や、そのコントロール法が分かりやすくなります。

ケーススタディ　「魂が壊れている」と言われて幻聴が発症した事例

診療で経験した事例のなかに、魂に関わるケースがありました。あるとき、たいへん思い悩んだ様子で、幻聴を訴える女性の患者さんが来院しました。話を聞いてみると、心身の不調や悩みを抱えてあるセラピストのもとに行ったところ、「魂が壊れています」と言われたそうです。

その患者さんは、大変なショックを受けて落ち込み、やがて幻聴が聞こえるようになり、相談に見えたのです。そこで私は、心と魂の違いも伝わるようにと考えて、次のような説明をしました。

「時によって心が壊れたり、魂が曇ったりすることはありますが、魂が壊れることはありません。ですから安心してください」

サイコシンセシスの卵形図のとおり、魂は高次の自分（サイコシンセシスでいえばTセルフ）であり、その人が生まれる前から存在し、死んだあとも存在します。

ですから、壊れることはあり得ません。患者さんには、そのことをご説明して、安心していただきました。すると、幻聴は次第におさまってきたのだそうです。

「魂」を組み込んだ医療体系や心理体系が少ないため、魂に関する誤解や思い込みが生じやすいということも、この事例の背景にはあるといえます。

身・心・知からTセルフにアプローチする

Tセルフ、すなわち魂にアプローチして、それを磨いたり、高めたりする方法があります。

「パーソナリティという乗り物」の三角錐の図を見ると、パーソナリティの要素である「身・心・知」は、三方向からTセルフに直結しています。この経路を使って、簡単にT

セルフにアプローチできるのです。

例えば、好きな絵画を見る、音楽を聴く、映画やドラマ、演劇を見るなど、アートに触れると、心や知を通じてＴセルフにアプローチできます。スポーツをしたり踊ったり、ヨガ、気功などの身体技法を行ったり、心地よいマッサージを受けたりと、体に働きかけることでも、Ｔセルフへのアプローチができます。

著しく感動したときなどに、「魂が震える」「魂が喜ぶ」などと表現することがあります。一種のたとえという感覚で使われている表現だと思いますが、それは実際に正解です。人が心底楽しんだり、感動したりするとき、Ｔセルフへのアプローチが可能になるのです。

ほかにも、何かの研究や勉強に打ち込んだり、どんな分野でも真理を探究したりすれば、知性への刺激を通じてＴセルフにアプローチできます。

逆に、そうした深い部分での喜びや感動、達成感などが欠落した生活が続くと、Ｔセルフの欲求が満たされないため、抑圧状態が身・心・知の不調や障害となって表れることもあります。

一般的な不調や病気のなかにも、このような形でTセルフと関わっているものがあると、知っておくことは大切です。

Tセルフにつながる呼吸法の例

Tセルフにアプローチできる具体策の例として、自然療法や統合医療の世界的な大家であるアンドルー・ワイル博士が提唱している呼吸法があります。

ワイル博士は、著書『癒す心、治る力——自発的治療とはなにか』（角川書店）のなかで、「呼吸に働きかけることは精神性／霊性のトレーニングになる。呼吸はまた健康と治療を左右するものになる」と述べています。

そして、具体的な5つの呼吸法をすすめています。そのやり方は、以下のとおりです（著書より要約）。

●呼吸の観察

楽な服装でリラックスして目を閉じます。呼吸を意識的に変えたりしないで、自然に呼吸しながら、呼吸に気持ちを集中させます。特に、吐く息から吸う息に、また吸う息から吐く息に、切り替わる瞬間を見届ける気持ちで行います。

最低数分間行います。目標は呼吸を観察することです。変化したからともとに戻そうとしないで、ただ観察することに徹します。

ワイル博士は、「これは瞑想法、リラクセーション法、そして心・身・霊の調和法の基本形である」と述べています。

●吐く息に集中する呼吸

私たちは、普段、1回の呼吸を「吸って吐く」、つまり「吸う息で始まって吐く息で終わる」と無意識にとらえがちです。しかし、呼吸に使う肋間筋（肋骨の間にある筋肉）は、息を吐くときのほうが強い力が出るため、吐く息のほうがコントロールしやすいとワイル博士は言います。また、多くの息を吐けば、それだけ多くの息が吸えるので、まずは吐く息だけを意識することが大事であり、それには、「吐いて吸う」、つまり呼吸を「吐く息で始まって吸う息で終わる」ととらえるのがポイントだと述べています。

具体的には、座るか横になってリラックスし、自然に呼吸しながら呼吸に意識を集中します。ただし、呼吸の1サイクルを「吐いて吸う」と考え、吐く息だけに集中しましょう。

●元気が出る呼吸

背すじを伸ばし、リラックスして座り、目を閉じます。舌先を前歯の裏側に軽くつけたあと、上にずらして前歯のつけ根のでっぱり（歯槽隆線）の上のくぼみにおさめます。呼吸法を行う間、舌はこの位置にとどめておきます。

ヨガの思想では、舌をこの位置にとどめることで、呼吸中にエネルギーが分散するのを防げるとされています。この状態で、以下のようにします。

①まず大きく息を吸って、口を軽く閉じたまま、鼻から息を勢いよく吐き出します。

②そのまま鼻で、短く呼吸します。呼吸の音が聞こえるくらい勢いよく吐き、吸いましょう。吐く息と吸う息は同じ長さで行い、無理なくできるようなら、1秒間に3呼吸の速さで行います。

③最初は、この呼吸を15秒だけ続けたあと、普通の呼吸に戻します。練習をするたび、この呼吸をする時間を5秒ずつ延ばし、1分になるまで延ばしていきます。

この呼吸をしていると、首のつけ根の筋肉と、横隔膜（胸部と腹部の間にある膜状の筋肉）が、緊張したり、ゆるんだりするのが分かるでしょう。1分でもかなりの運動になります。

ワイル博士は、この呼吸のあとに普通の呼吸に戻ったとき、「エネルギーの動きが体を駆け巡るのを感じ、意識が変容し、疲労が解消することが多い」と述べています。

この呼吸は、中枢神経を活性化させる方法の一つで、例えば、運転中に眠気を感じたとき、覚醒を促すのにも役立つと紹介しています。

●くつろぐ呼吸（4・7・8呼吸法）

背すじを伸ばして座るか、あお向けに寝ます。立ち姿勢でも、また歩行中でもできる呼吸法です。

①口から息を吐き切ります。吐き切ったら、舌先を103ページの「元気が出る呼吸」と同じ位置に置きます（呼吸法が終わるまで舌はその位置に保ちます）。
②口を閉じ鼻から息を吸いながら4つ数えます。
③息を止めて7つ数えます。
④口から息を吐きながら8つ数えます。このとき、口でため息のような音を出します。
⑤①～④を1クールとして4回繰り返します。

数を数える速度は、自分なりのペースでかまいません。呼吸の速さは問題ではなく、「息を吸う・保持する・息を吐く」を4対7対8にすることが重要です。余分な力を抜き、リラックスして行いましょう。朝と夜など、1日に2回程度行うのが目安です。

ワイル博士は、このくつろぐ呼吸法を、毎朝、瞑想をする前と、夜、横になって眠りに入る前に習慣的に行うほか、不安や感情的な動揺を感じたときにも行っているそうです。

ほとんどの患者さんにすすめて、消化不良・不整脈・高血圧・不安・不眠などに効果があったと述べています。ワイル博士は、この呼吸法を、「スピリチュアルな強壮剤」と位置づけています。

ストレスやイライラがあるとき、眠れないとき、疲れたとき、気持ちが不安定なときなどに行うのも効果的です。

●宇宙と息を合わせる呼吸

自分が主体的に呼吸しているのではなく、我々の根源といえる宇宙が呼吸していると考えることで精神的な安定を得る、ほかの呼吸法よりさらにスピリチュアルな要素が強い呼吸法です。寝る前や起きたあとに寝床で行うとよい呼吸法なので、あお向けに寝て行います。やり方は以下のとおりです。

①目を閉じて、両腕は体のわきに置きます。
②呼吸を整えようとせずに、ただ呼吸に集中します。
③息を吸うたびに「宇宙が私の中に息を吹き込んでいる」とイメージし、息を吐くたびに「宇宙が私から息を吸い込んでいる」とイメージします。

宇宙が「息を吹き込む」たびに、その息が全身に、指先にまで浸透していくようにイメージし、その意識状態で呼吸を10回繰り返します。

ワイル博士も述べていますが、呼吸法は、吸うことは意識しないで、吐くことに集中するようにします。むやみに息を吸おうとすると、呼吸のリズムがつかめなくなったり、過呼吸状態に陥ったりすることがあるからです。

息を吐き切れば、必ず次には吸うので、自然に深く呼吸できます。

PサイコシンセシスとTサイコシンセシスの違い

個人のサイコシンセシスは、「①パーソナル・サイコシンセシス、②トランスパーソナル・サイコシンセシス」という2段階に分かれています。

①パーソナル・サイコシンセシスの特徴

・自分のなかでも他者との関係でも、調和がとれるように自己管理（セルフマネジメント）できる人格を築く。
・自分自身についての気づきを増し、無意識を意識化する。
・Pセルフが意志の主体であると気づき、滞ったエネルギーを意志によって解放し、方向づけ、統合していく。

② トランスパーソナル・サイコシンセシスの特徴

・Tセルフにつながり、その意志を実現できるような真の自己実現のプロセス。
・トランスパーソナル領域に触れて気づきを増す。
・Tセルフを中心に人格を再構築し、統合していく。

要するに、パーソナル・サイコシンセシスは、日常を生きている自分の意識できるPセルフの統合です。

そのときに重要なのが「意志」です。自分の意志によって、行動を方向づけることがポイントになるのです。

単なる義務や一時的な感覚から来る欲求ではなく、Ｐセルフの意志をしっかり使って、宇宙と一致した真の自分の願望を見極め、方向づけていきます。

「自分が真にしたいことは何か」ということを探り、その時々の感情に振り回されてしまう表面的な喜びではなく、本質的な自分の喜びを見つけ、心から感動する体験を重ねていくことが大切です。

すると、やがてはトランスパーソナルセルフとつながっていきます。それを続けていくことで、パーソナル・サイコシンセシスから、自然にトランスパーソナル・サイコシンセシスに切り替わっていきます。

スピリチュアルな真の欲求が満たされないために起こる病気もある

パーソナル・サイコシンセシスとトランスパーソナル・サイコシンセシスのお話をしましたが、ほとんどの人はパーソナル・サイコシンセシスを行うだけで十分です。つまり、現実的なＰセルフのレベルにおいて、気づきと意志を取り戻すことで、ある程度はうまくいきます。

しかし、一部の人は人間として「もっと上昇したい」「本質を追求したい」と悩みます。その場合には、トランスパーソナル・サイコシンセシスが必要になるのだとアサジオリはいっています。

非常に真面目な人や、哲学志向の人には、そのようなタイプの人が比較的多く見られます。全体から見ると、そういう人は多くはなく、私の感覚ではせいぜい1～2割程度です。少ないけれども、一定数は確かにいます。

少数派ということもあって、現実社会では、そういうタイプの人は周囲から煙たがられている傾向があります。「難しいことを言う」「お堅い」というような印象をもたれて敬遠されています。

ご本人としては、これまでの生き方では満たされないと、真剣に悩んでいるのに、そのような扱いを受けてしまうのです。そうなると、自分の求めているものの追求を諦めてしまう場合も少なくありません。

そこで諦めてしまうことが、思わぬ弊害をもたらすことがあります。Tセルフの求める真の欲求が満たされないために、体の不調や病気が起こることもあるのです。

その場合には、トランスパーソナル・サイコシンセシスや、それに準じるようなスピリチュアルな領域のメソッドが必要になります。ご本人はそのような理由とは気づかず、普通の身体的な問題だと思っているかもしれませんが、実は真の自己の欲求が満たされていないという理由もあり得ます。そのことを知っているだけでも、解決の糸口がつかめる場合があります。

心理療法の究極の目的はTセルフのエネルギーの解放

サイコシンセシスでは、Pセルフが、しっかり意志を働かせて、身体・感情・知性や、そのほかの心の要素を管理することが重要です。

けれどもこのことが、ともすれば自分を束縛するように思えてしまうケースがあります。感情や情動のままに奔放に行動するのが自分の求める生き方だ、と思うような場合です。

しかし、意志が働かない状態では、パーソナルレベルでエネルギーが滞ってしまいます。その状態では、パーソナリティをつくり出す身体・感情・知性や、そのほかの心の要素がバラバラになってしまうとアサジオリはいっています。

それがスムーズに流れるようにすることによって、エネルギーの解放がなされます。それには、やはりＰセルフが、意志の力でしっかりと、身体・感情・知性やそのほかの心の要素を、コントロールすることが重要なのです。

感情や情動のままに、自由奔放に生きているつもりなのに、どこか満たされず、解放されない気持ちをもち続けるというケースは少なくありません。それはＰセルフの意志が働いていないために、パーソナリティのバランスがいびつになり、エネルギーが滞っているからと考えられます。

それを調和させるには、Ｐセルフの意志の力を働かせる必要があります。

心理療法の究極の目的はＴセルフのエネルギーの解放だと、アサジオリは述べています。そのためには、サイコシンセシスを段階的に行っていく必要があります。Ｐセルフの意志の力をしっかりと働かせることが、その第一歩になります。

意識と無意識の双方向のコミュニケーション

意識領域・無意識領域という話になると、無意識レベルこそが重要という思い込みをする場合があります。しかし、当然のことながら、意識と無意識の両方ともが大事です。今、行っている意識領域のことが、無意識領域にも強く影響していきます。

ですから、今を大事に、現実のことをしっかりやれば、学び、気づき、成果などが、無意識レベルに蓄積されていきます。

逆に、先にも触れたように、無意識レベルでの欲求が満たされないことで、現実の病気を招くこともあるので、双方向のコミュニケーションが大切です。

ともすると、現実世界のことが頭から飛んでしまって、現実や意識の世界のことはおざなりにし、瞑想や滝行のようなことに力を入れる人がいますが、それは非常にアンバランスです。

意識と無意識のつながりやコミュニケーションは存在していて、双方向に影響しています。現実世界で使う言葉、態度、姿勢、立ち居振る舞いでさえ、無意識に蓄積されていくのです。

逆に、無意識が良い状態になれば、現実世界の言葉、態度、姿勢、立ち居振る舞いも良くなっていきます。意識と無意識は、常に「双方向」の関係なのです。

分析から統合へ

サイコシンセシスの基本は「分析から統合へ」です。分析をし、そのあとで統合することが必要だというのがアサジオリの主張です。

自分の内外のエネルギーがバラバラな状態だと、Tセルフにはつながりにくくなります。エネルギーを統合し、自分のなかのアンバランスがなくなって初めて、Tセルフとつながることができるのです。

個性や違いが消されたり、無視されたりするような統合ではありません。対立する要素のそれぞれが活かされて、新しい全体をつくり、個々の要素は全体のなかで、双方向に有機的に作用し合う状態を、アサジオリは目指したのです。

例えば、生物の体は、個々の細胞それぞれが独自の働きをしながら、集まって臓器となり、臓器それぞれが違う働きをしながら個体としてまとまっています。アサジオリが目指したのは、そういう統合でした。個が活かされつつ、1＋1が2以上になる統合を目指したのです。

そのプロセスを個人から始めて、最終的には、人類全体のホリスティックなあり方につなぐことをアサジオリは目指していました。実に壮大な構想といえます。

ホリスティック医学としての観点からは、サイコシンセシスの人間観や世界観を知ることで、真の自分の欲求に目覚め、生きづらさが緩和される人は確実にいると考えられます。心理学分野のホリスティック医学として、サイコシンセシスの存在は欠かすことができないのです。

［第5章］

「究極のホリスティック医学」を構成する3要素——その③宗教の枠を超えた根治療法「ダンマセラピー」

宗教から生まれ宗教の枠を超えたセラピー

「ダンマ（ダルマ）」とは、仏教で「法、真理（釈迦の説いた真実の教え）」を指す言葉です。宗教の枠を超えて、それをセラピーとして体系づけたのがダンマセラピーです。

ダンマセラピーは、相模女子大学教授で、臨床心理士・行者である石川勇一先生によって、考案・提唱されている療法です。

通常の心理療法が、起きている現象や症状に着目するのに対し、ダンマセラピーは、現象や症状を生み出している根本に働きかけます。

仏教では、一時的な療法を「世間法」、根本療法を「出世間法」といいますが、ダンマセラピーは、まさに根本に働きかける出世間法の代表的な一つといえるでしょう。

その特徴は、過去世からの課題であるカルマ（業、宿命）まで含めた原因の見方や、カルマの解消のために闘病していく姿勢などを提示することです。

私は、日頃の治療に、必要に応じてダンマセラピーを取り入れています。仏教から生まれたセラピーなので、難しい言葉も多いのですが、最近では診療のなかでダンマセラピーの視点を話すと納得し、取り組んでくれる患者さんも増えています。

ダンマセラピーは、心に深く働きかける療法ですが、それを行うことで、当然、体にも影響が出てきます。その意味で、ホリスティック医学の一つという見方ができます。

ダンマ（ダルマ）は、もともとは仏教の教えで、人々の苦しみを取り去って、人々が解脱に向かうための教えでした。ダンマセラピーになると、治療法になるのでニュアンスは変わりますが、それでも主要な効果は、やはり「人の苦しみを取り除く」ということになります。

宗教的な意味とは違いますが、苦しみからの解放という意味では、解脱のような状態を目指す知恵といえます。

ただし、これはダンマセラピーの主要な効果で、それとは別に副次的な効果があります。それは、体の症状の改善や健康増進などです。心に働きかける根本療法を行うことで、自然に身体的症状の改善や健康増進効果も得られるのです。そういう意味では、身体的な病気の方にも有効な場合があります。

通常の心理療法も必要だが、それだけでは行き詰まる

「心を治せば体が治る」というのは、特別なことではなく、臨床の場では日常的に経験することです。

当院では心療内科を標榜していることもあり、ストレスから来る体の病気を診療する機会が多くあります。例えば、高血圧、胃潰瘍、頭痛、腰痛などが心の問題から生じていることは珍しくありません。

そういう方たちにとっては、もちろん症状を緩和する薬も一時的には必要です。しかし、この場合の薬の目的は、緊急避難的に用いて、少し時間と気持ちの猶予ができたところで、心の治療をしていくということですから、あくまでも限定的な使い方です。

そこを見誤って、根本原因である心の問題を放置したまま、高血圧には降圧薬、痛みには鎮痛薬を処方し続けるというのは、本来の治療とはいえません。

そこで、心に働きかけるために必要になるのが心理療法です。

通常の心理療法は、症状に働きかける一時的な「世間法」であり、ダンマセラピーは根本に働きかける「出世間法」です。

けれども誤解しないでいただきたいのが、なにも通常の心理療法が不要だ、あるいは間違っているといっているのではないということです。さまざまな心理療法が患者さんや治療者にとって必要ですし、現に方法さえ間違わなければ効果を表すので、私も用いています。

ただ日々の診療では、さまざまな患者さんと出会います。全体から見れば少数ではありますが、一般的な薬物治療と心理療法との組み合わせだけでは、治療の糸口が見えてこない患者さんもおられます。

その場合に、ダンマセラピーを紹介して取り組めば、治療の糸口がつかめる場合も多いのです。少なくとも心を扱う治療者の一人として、ダンマセラピーは、必要に応じて患者さんに提示できるようにしておきたい治療法です。

出発点は宗教ですが、ダンマセラピー自体は宗教ではなく、あくまでもセラピーです。用いる言葉は、どうしても仏教用語が多くなりますが、できるだけ分かりやすく伝えて、患者さんに寄り添った治療ができるようにします。

ダンマセラピー＝心理療法＋瞑想法＋ダンマ

ダンマセラピーの提唱者の石川勇一先生は、「通常の心理療法＋瞑想法＋ダンマ」という組み合わせを基本とされています。患者さんや状況次第で、３つとも使うとは限りませんが、最終的に３つを合わせると、高い効果が期待できます。

通常の心理療法では、治療者が言葉で説明することが多くなります。患者さんに寄り添う言葉や、気づきを促す言葉などを駆使して、患者さんの心に働きかけていきます。

瞑想法は、治療者の言葉を使わずに、患者さんが自ら集中したり、自分の内面を観察したりする方法です。

仏教でいう瞑想は、極めれば、自分の体が変わってしまうほどの力をもつといわれています。一般の人が通常行う瞑想では、もちろんそこまでの変化は起こりませんが、瞑想にそんな力まであるということは頭においておくべきでしょう。

瞑想といえば、最近は「マインドフルネス」を思い浮かべる人も多いでしょう。

私たちは、今を生きているように見えて、実は過去のことを思い出して後悔したり、未来のことを心配していたりする時間が、意外と長いものです。そのことが不安やストレスを増強させ、心身にも悪影響を与えていることが多いのです。

そこで、生きている今現在の瞬間に集中する時間をつくり出し、体験しようという考え方が注目され、一種のブームとなって広まりました。それが「マインドフルネス」です。マインドフルネスは、「今の瞬間に集中した状態」を指す言葉ですが、最近はその状態を目指して行うメソッド自体も指すようになってきました。

もともとは仏教の瞑想をもとにしてつくられた方法で、最近では瞑想とマインドフルネスがほぼ同じ意味で使われたり、「マインドフルネス瞑想」と呼ばれたりすることもあります。

私も治療の必要性に応じて、瞑想やマインドフルネスを患者さんにおすすめすることはよくあります。向いている人なら、それによって速やかな体調の改善が得られ、習慣として続けている人もいます。

心理療法と瞑想とで、一定の効果が得られて落ちつく人も多数おられますが、それでもなかなか改善できないときに、ダンマを用いています。

ダンマセラピーは、広い意味では心理療法に含まれますが、通常の方法と違うのは、釈迦が言った言葉を用いて行うという点です。釈迦の言葉は、一見、難しそうですが、意味するところは至ってシンプルなので、心に入りやすいという良さがあります。

ちなみに釈迦は、相手の状態に応じた説法を行うという「対機説法」というものも多く行いました。

対機説法とは、相手の理解力や精神的能力、性質などを考慮し、それらに応じた言葉や話し方をすることを意味します。例えば、小学生なら小学生に分かる言葉で話すということです。

そのため、釈迦の言葉といっても難解とは限らず、分かりやすいシンプルな言葉も数多く存在します。

学ぶべきダンマ①「三毒」と「三相」

ここから、「学ぶべきダンマ」として、ダンマセラピーによく用いる釈迦の言葉を挙げていきます。

●三毒

三毒は「貪《とん》・瞋《じん》・癡《ち》」といわれるものです。

- **貪**＝「貪欲」「むさぼること」を意味します。自分が好むものに対する強い欲求や執着を指しています。
- **瞋**＝「瞋恚」のことで、強い「怒り」を指します。自分が好まないものへの嫌悪や反感なども含みます。
- **癡**＝「愚癡（無知）」の意味で、「仏教の正しい教えを知らないこと」をいいます。ダンマセラピーでは、仏教の教えに限らず、「知っておくべきことを知らない」という意味にとらえてよいでしょう。

これらは、苦しみの原因となる根本的な3つの煩悩だと釈迦は説きました。苦しみから解放されるには、これらを克服し、手放すことが大切だとしたのです。

チベット医学では、これらを病気の根本的な原因としていると述べました。釈迦のいう煩悩は、そのまま病気の原因にもなっているわけです。
ダンマセラピーでも、まず手放すべき3つのこととして取り上げられます。

●三相

三相とは「無常、苦、無我」です。すべての存在および物事に、この考えが当てはまるという仏教の根本思想です。

・**無常**＝「すべてのものは変わり続ける」「同じ状態のままあり続けるものはない」という意味です。「諸行無常」という言葉はよく知られていますが、同じです。物事は変わっていくのが当然なので、何かに執着したり、そのことばかりにこだわったりするのは、自然の理に反しているという教えです。

・**苦**＝基本的に、世の中のすべては「苦」であるというのが、仏教の根本的な考え方です。もともと「苦しみから離れて楽になりたい。そのために解脱を目指す」ということが仏教の底流にあり、逆にいうと、解脱しない限り、苦しみはついて回るということになります。

「基本的に世の中や生きていることは苦である」という考え方です。そういわれると、つらいだけではないかと思われるかもしれませんが、実際につらさを味わっている人には、そのことが大きな救いになります。苦しいのが当たり前なら、そこからどうやって生きていこうかと、釈迦の言葉でむしろ前向きになれるのです。

・**無我**＝私たちは、どうしても「自分」というものに執着してしまいますが、そこから苦しみが出てくるのだと釈迦は説いています。最初に挙げた無常では、「変わらないでほしい」という執着が苦しみのもとになることを指摘していますが、無我も同じです。「私が、私が」と思う気持ち、自分のことに執着する気持ちが苦しみを生み出すのであり、無我になって他者を優先するような考え方をしていけば、執着の苦しみから解放されるということを言っています。

このことを、もう少し深く説明すると、一般に私たちが感覚的に「私」と思っているのは、物質的な肉体です。しかし、その本質はエネルギーであって、物質的な肉体だけでは、本当は「私」ではありません。

有名なお経である般若心経には「色即是空」という言葉が出てきます。ここでいう「色」は物質、「空」はエネルギーを指しています。

色即是空とは、「物質に見えていても、その本質はエネルギーである」と説く言葉です。「私」も本質は物質的な肉体ではなく、エネルギーにあるので、物質に執着しないで正しい本質を見ていきましょうという教えも、三相には込められているのです。

学ぶべきダンマ②「四聖諦（苦諦、集諦、滅諦、道諦）」

三毒と三相を踏まえて、次に大事とされるのが、「四諦八正道《したいはっしょうどう》」というものです。

四諦は四聖諦ともいわれます。釈迦が悟りを開いたあとに人々に伝えようとして、初めて説法したのがこの四聖諦だったといわれています。

仏教でいう「諦」とは真理（悟り）という意味で、四聖諦は最も根本的な真理であると位置づけられています。

では、四聖諦ではどんな真理を説いているかというと、その内容は苦しみに関することです。三相にも「苦」とあるように、仏教では生きている間の「苦」に関する教えが中心になっています。だからこそ、苦しんでいる多くの人を救うことができるのです。

釈迦が説法を開始するときに、「やはり人間は苦しみで困っているので、まずはそのことについて説明しましょう」と、初めて説法したのが四聖諦だったというわけです。

四聖諦は、以下の4つの苦しみについて説いています。

①苦諦《くたい》

「人生は苦である」という真理をいっています。

「生きることは苦しみがあるのが普通ですよ」と釈迦は説いています。人は苦しみを「避けたい、逃げたい、なくしたい」と思うけれども、苦しみは「あって当たり前」なのだから、それを認めて、そこから出発しようという教えです。

なお、仏教で苦しみを表す言葉に、「四苦八苦」があります。日常的に使う言葉ですが、もともとは仏教用語で、下記を指しています。

•「四苦」＝生・老・病・死の４つの苦しみ。

•「八苦」＝四苦に「愛別離苦《あいべつりく》＝愛する者と別れる苦しみ」「怨憎会苦《おんぞうえく》＝憎むものと出会う苦しみ」「求不得苦《ぐふとくく》＝求めても得られない苦しみ」「五陰盛苦《ごおんじょうく》＝心身の苦痛」を加えたもの。

「四苦八苦」で、「ありとあらゆる苦しみ」を指します。

②集諦《じったい》

「苦の原因」という真理をいっています。「集」は原因を指す言葉です。
苦しみはどこから、なぜ生まれるかについて語っています。釈迦は、苦しみの出所は自分の煩悩だとしました。具体的には、先に挙げた三毒、つまり「貪《とん》・瞋《じん》・癡《ち》」と表現される「貪欲、怒り、無知」が代表的な煩悩だとしています。

　これらの煩悩から苦しみが生まれるのであり、苦しみの原因は自分のなかにあるということを、釈迦は繰り返し人々に説明しました。

③ 滅諦《めったい》

「苦は滅する」、つまり「なくすことができる」という真理を説いています。

苦しみについて語るだけでは救いがありませんが、釈迦は苦しみをなくす方法についても説きました。

滅諦とは、文字どおり、苦しみは消滅させることができるという意味です。前の集諦の内容を受けて、「自分のなかにある煩悩を減らし、さらには消していけば、苦しみはなくなる。そのためにこうして学んでいるのです」と釈迦は人々に語りました。

④ 道諦《どうたい》

「苦の消滅を実現する道すじ」という真理を説いています。

「煩悩をなくせ」といわれても、一般人にとっては簡単にはいきません。そこで、「具体的な方法を述べましょう」ということで、次の「八正道」につながっていきます。

学ぶべきダンマ③「八正道（正見、正思、正語、正業、正命、正精進、正念、正定）」

煩悩を取り払って苦しみをなくす具体的な方法として、釈迦が説いたのが以下の八正道です。文字どおり正しい8つの道を説いたものです。

この場合の「正しい」は、「真理に合う」「調和がとれている」という意味合いです。一般的な正しさは、その時々で変わる場合がありますが、八正道では「正」という言葉が普遍的な意味で使われています。

①正見《しょうけん》

正しく見ること、正しい見解のことです。自己中心的な見方ではなく、大きな視野や高い視点から中道の見方をすることです。

②正思《しょうし》

正しく考えること、真理に照らし合わせて物事を考えることをいいます。欲に駆られたり、怒ったり、害を及ぼしたりしないで、冷静に考えることが求められます。

③ **正語《しょうご》**

正しい言葉を使うこと、真理にあった言葉を使うことです。嘘や無駄話、人を仲違いさせる言葉、粗悪な言葉などを避けるようにします。

④ **正業《しょうごう》**

正しい行為、仏の戒めにかなった行いをすることです。「殺さず、盗まず、不倫せず」はもちろん、そのほかの罪もおかさず正しく生きることを意味します。

⑤ **正命《しょうみょう》**

正しい生活や仕事を意味します。さらに、正しい仕事で得たお金で生活するという意味も含みます。正しい仕事とは、人々や社会、生命の保護などに役立つものをいいます。

⑥ **正精進《しょうしょうじん》**

正しい努力をすること、特に、自分に与えられた使命や目的に対して正しく励むことを指します。「悪い行為を避け、よい行いをすること」や、「すでに生じた悪を除くように努めること」、「まだ生じていない善を起こさないように努めること」、「すでに生じた善が増大するように努めること」も含みます。

⑦ 正念《しょうねん》

正しい気づきを意味します。真理に向いた正しい心をもつことです。先に触れた「マインドフルネス」は「今ここ」に集中することで得られる気づきのことです。したがって、マインドフルネスを行うことも正念に含まれます。

⑧ 正定《しょうじょう》

真理に照らし、正しい状態で心を定めることです。瞑想や禅のことを禅定といいますが、それとほぼ同じ意味になります。

以上がダンマセラピーですすめられる八正道です。

このうち、⑥の正精進については、自分の思い込みではなく、実質的な努力をすることが大切です。

ちなみに経済評論家の勝間和代さんが、以前、「ただ努力してもダメで、正しい努力が大切」と言っていました。勝間さんは、ロボット掃除機を駆使しており、こういう便利なものをしっかり使うのが正しい努力であると語っておられ、私は「なるほど」と思いました。

ロボット掃除機に任せればすむところで、あえて掃除をして頑張ったつもりになるより、ロボット掃除機に任せられるところは任せ、自分が求められているところで努力するのが、正しい努力といえます。

瞑想などにしても、やるだけで満足するのではなく、内容を充実させながら励むことが大切です。

「正見」を助けるサイコシンセシスのメソッド

八正道の最初に挙がっている「正見」について、補足すると、「正しく見る」というのは、たいへん難しいものです。特に、自分の心と体のバランスについて、自分のことだからこそ正しく見られないという状況がよく生じます。

そんなときに役立つのが、サイコシンセシスにある「脱同一化」というワークです。

脱同一化とは自分を取り巻くあらゆるものの影響から解き放たれ、完全に自由な状態で真の自分を見つめ直すということです。私たちは常になにものかの影響を受けています。誰かの意志、社会通念、人間関係、そして周囲を取り巻く情報……それらの存在から思考や行動が影響を受けていることに気づき、怒りや悲しみといったネガティブな感情に陥っている場合は自分の意志で手放すことが大切です。そうして真の自分を見つめ直すことで、正しい自分の心と体のバランスを取り戻すことができるのです。

脱同一化については、①身体からの脱同一化、②感情からの脱同一化、③知性からの脱同一化、④同一化という４つのステップに分けて行うのが一般的です。

まずは肉体をリラックスした状態におき、ゆっくりと腹式呼吸を行います。鼻から吸って腹部をできるだけ膨らませ、息を吸いきったら今度は腹部をへこませるようにして鼻からゆっくりと吐き出します。目は閉じても閉じなくても、自分がやりやすいほうで構いません。これを繰り返すことで瞑想状態に入っていきます。そして、心の中で「私は体をもっている。しかし、私は私の体ではない」という言葉を唱えるのです。

これは脱同一化の４つのステップのうち、①身体からの脱同一化です。自分の肉体は健康であったり、病気であったり疲れていたりと、その時々でさまざまな状態になります。肉体は間違いなく生きるうえで必要であり、大切に扱い健康状態を良好に保つべきですが、肉体はあくまで「私」という存在そのものではありません。

これは仏教の教えとも共通する真理ともいえます。例えば般若心経のなかに「色即是空空即是色」という一節がありますが、すべてはそこに存在しながら存在していない、という教えを述べているのです。

肉体と同様に、ステップの②③として感情や知性も「感情をもっているが、私は私の感情ではない」「知性はもっているが、私は私の知性ではない」といった言葉を心の中で唱えます。そうすることによって、ステップの④である同一化——あらゆるネガティブな感情から距離を取り、自分自身を客観的に見つめられる状態に入っていきます。

脱同一化のワークについては、禅宗の座禅やヨガの瞑想をイメージしてもらえると、より理解しやすいと思います。「死にたい気持ち」や「圧倒的な孤独感」に覆いつくされ、絶望の淵にいるときというのは、マイナスの想念と同一化している状態といえます。そうして体調が悪くて自分自身がダメになったように感じたり、自分の感情に振り回されてしまったりするときなどに、この脱同一化のワークを行うとよいです。ネガティブな感情を客観視することで自分の心と体を正しく見つめ、精神の平穏を保つことができるのです。

無限のプラスを生む「四《し》無《む》量《りょう》心《しん》」（慈悲喜捨）の智慧

ここまで、基本的なダンマの智慧をご紹介してきましたが、これらを基本としてしっかり取り組むことがとても重要になります。なぜなら、基本ができていないと、その先のことをやっても実らないからです。

これらの基盤をつくった先に、プラスのエネルギーを生む修行として「四無量心」という4つの心の状態があります。「慈悲」という言葉はよく知られていますが、これでは2つなので、さらに「喜捨」の2つが加わって「慈悲喜捨」といいます。

この4つの心の状態は、無限大に増やしてもいいものという意味で「無量心」と呼ばれています。通常は、適度に、または過ぎたるは及ばざるが如しなどといわれるように、多過ぎてはいけないことが多いのですが、この4つの「慈悲喜捨」の心はどれだけ多くても、多ければ多いほど良い（無限大で良い）こととなっているのが特徴です。

- **慈**：文字どおり「慈しみ」ですが、知人・縁者だけでなく「一切の生命に対して友情の気持ちを抱く」という感情のことです。

・**悲**：こちらはただ文字どおり悲しいのではなく、「どんな人でも、苦しんでほしくないと思う心」を指します。苦しんでいる人を助けてあげたくなる気持ち、人の苦しみをなくしたくなる気持ちのことです。

・**喜**：文字としては「喜び」ですが、「人々の幸福を見て、共感できる心」を指します。これは、人の成功に嫉妬せずに一緒に喜べる心です。

・**捨**：文字どおりだと「捨てる」ですが、いわば「自我を捨てる」というように「一切の生命に対する平等な気持ち」を指します。いいかえれば自分中心ではない「差別のない心」です。

これら4つの心をもてると分かりやすくいえば「優しい心」となり、さらには、エネルギーが湧いてくる状態になり、それが治癒のエネルギーにもなっていくといえます。

そのため、ダンマを活用した療法であるダンマセラピーの重要な要素として、この「四無量心」も含めておきたいと思います。

ダンマセラピーはこんな患者さん・治療者に向いている

ダンマセラピーは、「今までの心理療法では満足できないと感じている人や限界を感じてしまう人」「既存の方法を用いて一時的には良かったけれど、解決しきれずにぶり返してしまう人」といった傾向のある患者さんには向いているといえます。

また、現在の医学では対応できない難病を患っておられる方や「生きるとは」「人生とは何か」「死ぬとはどういうことか」などを深く考え、苦しんでいる方にも、ダンマセラピーは有用になると思います。

一方、どんな治療者に向いているかについては、今記載したことの裏返しになります。つまり、今までの通常の治療法（心理療法だけでなく、体の治療法も含めて）では、「どうしても限界を感じてしまう治療者」「一時的と感じて、その治療成果に満足できない治療者」「もっと根本的に患者さんに関われるような治療をしたいと考えている治療者」、あるいは、そのように考え始めた治療者などです。

これらの意味で「向いている」といっても、実際にできるかどうかは別の問題になります。その意味では、ある程度精神的に落ちついている人で、多少であれば瞑想ができる人、根本を求める気持ちが強い治療者などに向いています。

ホリスティック医学全体にいえることですが、治療者にも一定の努力や学びが必要になります。そういった学びにも喜びを感じる人に、ダンマセラピーは向いています。

死への対処ができるダンマセラピー

人の苦しみのなかでも特に大きいのは、何かの喪失と対峙したときの苦しみです。身近な人やペット、自分の自身の「死」はその最たるものですが、ほかにも、若さ、健康、財産など、さまざまなものを喪失する苦しみが、人生にはあります。

「無常」などの概念を含むダンマセラピーは、喪失にも対応できます。ほかの療法では、どうしても喪失の苦しみから抜け出せないとき、ダンマセラピーが選択肢になります。

自分の死を受け入れるということについては、アメリカの精神科医、エリザベス・キューブラー・ロス博士が、著書『死ぬ瞬間——死とその過程について』(中央公論新社)で紹介した5段階の「死の受容のプロセス」というものが知られています。

●死の受容のプロセス

①否認

死を運命として受け入れられず、事実（検査結果など）を疑って孤立する段階です。

ロス博士らが、死に瀕している患者200人以上にインタビューしたところ、ほとんどの人は自分が不治の病であると告げられたとき、「私のことじゃない。そんなはずはない」と思ったと答えたそうです。

レントゲン写真がほかの人と取り違えられていると自分に言い聞かせたり、自分の望む診断結果を述べてくれる医師を求めて、いわゆるドクターショッピングを続けたりする患者もいたといいます。

ロス博士は、否認という段階について「不快で苦痛に満ちた状況に対する健康的な対処法」と述べています。予期しないショッキングな知らせを受けたときに、衝撃をやわらげるために、この否認という機能があるというのです。

しかし、ほとんどの人にとって、否認は一時的な自己防衛で、やがて部分的な受容に移行していきます。このデリケートな期間に、医師やメディカルスタッフの対応が、いかに重要かということも、ロス博士はいろいろな例を挙げて述べています。

②怒り

「なぜ自分が」という怒りを覚え、周囲にもぶつける段階です。

第一段階の否認が維持できなくなると、取って代わって、怒り・激情・妬み・憤慨といった感情が表れます。そして「なぜ私なのか」という疑問が湧いてきます。

怒りの対象は、「あらゆる方向に向けられる」とロス博士は述べています。医療に携わる医師や看護師への怒りはもちろんのこと、周囲の元気な人たち、テレビで見る楽しそうな人たちにまで怒りが湧き上がってきて、この段階への対応は、家族やスタッフにとっては非常に難しいといいます。

カウンセラー、精神科医、牧師などにとっても、その対応は難しく、時間をとって会いに行こうとしても「今は会いたくない。あとで来てくれ」などと言われると、その患者へのアプローチをやめてしまうことにもなりがちです。しかし、そういう患者こそが誰よりも孤独で、サポートを必要としているというのです。

『死ぬ瞬間――死とその過程について』では、一例として、若い修道女の患者と牧師、ロス博士が、語り合った内容がそのまま、かなりのページ数を割いて掲載されています。このインタビューで、ありのままの自分を表現し、悪感情を出しても、非難されずに理解されると知った患者は、少しずつ変わり始め、安らぎを見いだしたといいます。

③取引

死の恐怖から逃れるため、何かにすがろうとする段階です。

死という「避けられない結果」を先に延ばすべく、何かにすがったり、交渉したりする段階ともいえます。

「ほとんどの場合、その取引の相手は神」だとロス博士は述べています。「よい行い」をすることへの神からのご褒美として、自分で期限を設定し、「息子の結婚式までは……」と願ったり、歌手であれば「もう一度だけ舞台に立ちたい」と願ったりするというのです。

「神」との取引といっても、欧米と日本とでは、少しニュアンスが異なるかもしれません。しかし、特定の信仰をもっていない日本人でも、死が迫れば何かの宗教や、宗教的なものに傾倒することはあります。

取引の段階で注意が必要なのは、自分で決めた取引の内容にしばられ、罪悪感をもつ患者がいることで、ロス博士らは、その罪悪感から患者が解放されるまで、とことん話し合うといいます。

④ 抑うつ

死は避けられないということを悟り、喪失感に絶望し、何も手につかなくなる段階です。入院や手術を繰り返したり、体力がなくなって体もやせてきたりすると、患者の無気力や冷静さ、苦悩や怒りは、大きな喪失感に取って代わられます。患者は多くのものを失い、さらに失おうとしていることを感じて抑うつに陥ります。

ロス博士は死が近い患者の抑うつを、すでに起こったことに対する「反応的な抑うつ」と、死に向かう準備のための「準備的な抑うつ」に分けています。

そして、その抑うつが、2番目の抑うつのなかの「もうすぐ愛する者たちと別れなくてはならないこと」への準備段階である場合、「物事の良い面を見るように」などと患者を励ましてはいけないといいます。それは、自分がもうすぐ死ぬことについて、考えるなといっているようなものだからです。

このような抑うつに陥った患者に対しては、言葉は要らず、黙って一緒にいるだけで十分なこともあると、ロス博士は述べています。

⑤受容

避けられない運命として死を受け入れ、心に安らぎを得る段階です。

患者に一定の時間が与えられ、ここまでのプロセスを経たら、やがて患者は自分の運命に気が滅入ったり、憤りを覚えたりすることはなくなり、受容の段階になるといいます。

ただし、「受容を幸福な段階と誤認してはならない。受容とは感情がほとんど欠落した状態である」ともロス博士は述べています。

そして、この時期は、実は患者自身より、家族に多くの支えが必要になるといいます。

患者自身は、いくらかの平安と受容を見いだすとともに、周囲に対する関心が薄れ、

「一人にしてほしい」「世間の出来事や問題には煩わされたくない」と願い、そのことが家族の気持ちとのギャップを生むこともあるというのです。

患者たちは、黙って話を聞いてくれる人がそばにいて、怒りを吐き出したり、悲しみに涙したり、恐怖や幻想を語ったりすることを促されると死を受容しやすくなるといいます。ただし、そこに至るまでに、患者がどれほどの試練を要し、双方向のコミュニケーションが成立しなくなる時期があることは、認識すべきだとしています。

死が間近になった患者とのコミュニケーションは、言葉を使わないものになっていきます。病院で診療しているロス博士たちに対しても、手招きして、しばらく座っていてほしいと頼んだり、手を握って、黙って側にいてほしいと頼んだりするそうです。その願いがかなえられることで、患者は、最後までそばにいてくれるのだと確信するのだといいます。

こういうときに、言葉がなくても十分コミュニケーションできるのです。

以上が、5段階の「死の受容のプロセス」です。この過程に、ダンマセラピーを組み込めば、さらに乗り越えるための手助けになり得ます。

身近な人の死は、人生において大きな悲しみであり、最大級の苦しみです。その悲しみ・苦しみに耐えて、大切な人を見送らなければならない場面が、人生には何度か訪れます。

そんなときにも、ダンマセラピーは悲しみ・苦しみに寄り添ってくれる力をもっています。仏教の基本概念である輪廻転生を土台にしているので、死は永久の別れではないということが、大きな救いになります。

実際、日頃の診療のなかで、身近な人を見送らなければならない患者さんに出会うことは少なくありませんが、そんなときにダンマセラピーの力を実感します。

特に、もともと不安を覚えやすかったりうつ気味だったりする患者さんの場合、身近な人を失うことで悪化することが多いので、そのケアは重要です。

簡単にはいきませんが、私は、「死は自然のことわりで、もともといたところに帰るプロセスであること」や、「悲しむだけでなく、きちんとした見送りが大切であること」などを、ゆっくりお話ししていきます。

「私をおいていかないで」「なぜ死んでしまうの」と、嘆き悲しむ人も少なくありません。

そんなときには、「余りにも悲しんでいると、安心して旅立てません。安心して旅立てるように、しっかり見送ることが残る人の役目ですよ」などと伝えます。

「『行かないで』という言葉の代わりに、これまでのことに感謝して『ありがとう』と伝えましょう」とお話しします。

その間に、「無常」「四苦」など、ダンマセラピーの基本的な考え方を伝えていきます。すると、最初は取り乱していた患者さんもしっかりしてきて、きちんとお見送りできるようになることが多いのです。

チベット医学と並んで、死をも治療の対象としていることは、ダンマセラピーの特色であり、強みでもあります。

死に対して、医学は何もできないと嘆くのではなく、死にまつわる苦しみにも対応できるダンマセラピーやチベット医学を取り入れることが望ましいと思います。

［第6章］

Body（体）、Mind（心）、Spirit（魂）人間を包括的に診るホリスティック医学が医療現場に革命をもたらす

21世紀はエネルギー医学の時代

ホリスティック医学は「エネルギー」と深く関係しています。ホリスティック医学で対象とする体・心・魂のうち、心と魂は物体ではないので、エネルギーという視点から見やすいからです。逆にいうと、ホリスティック医学を実践するには、エネルギーという視点が欠かせません。

エネルギーというと漠然としていて、この領域に踏み込むと「怪しい」というイメージを抱く人もいるでしょうが、時代は確実に変わってきていると感じます。

1990年に、アメリカの統合医療のオピニオンリーダーであるアンドルー・ワイル博士が来日された際に、「21世紀はエネルギー医学の時代である」と語りましたが、私もその言葉を実際に会場で聴いて、非常に驚きました。漠然としていて、まだ医療の場では正式に存在が認められていないようなエネルギー医学というものに、ワイル博士のような立場から言及されたからです。

1990年のことですから、30年以上前ですが、その頃からワイル博士はエネルギー医学の重要性に着目されていたわけです。

当時の私は、エネルギー医学に関心をもちつつも、実際に学んだり、診療に取り入れたりということは、まだ積極的にはしていませんでした。しかし、ワイル博士の言葉にも背中を押され、次第にエネルギーを重視するメソッドに力を入れるようになっていきました。

漠然としたものだからこそ、医療の場でエネルギーを扱うには、きちんとした「エネルギー療法」あるいは「エネルギー医学」として、真面目に取り組むことが大事だと、私は考えています。

そういう意味もあって、本書ではチベット医学・サイコシンセシス・ダンマセラピーの3つを取り上げたのですが、エネルギーをきちんと取り扱っている療法は、もちろんほかにもあります。

エネルギー体ごとにアプローチできる療法がある

エネルギー医学のバイブルともいえる『バイブレーショナル・メディスン――いのちを癒す〈エネルギー医学〉の全体像』（リチャード・ガーバー／日本教文社）という書籍が

あります。この本には、代表的なエネルギー療法（ホリスティック医学）として「ホメオパシー」「宝石エリクシル」「フラワーエッセンス」が紹介されています。

ホメオパシーは、病気を起こす物質を極度に希釈して病気の治療に使う療法、宝石エリクシルは、宝石のエネルギーが移った水を使う療法、フラワーエッセンスは、花のエネルギーが移った水を使う療法で、いずれもエネルギー療法の一種です。

興味深いのは、この本には右記の３つの療法が、どの「エネルギー体」に作用するかが決まっていると書かれていることです。

エネルギー体は「見えない体」のことで、肉体に近いほうから、「エーテル体」「アストラル体」「メンタル体」「コーザル体」というエネルギー体が、肉体を包み込むような層になって存在すると考えられています（37ページ図表1参照）。これらのエネルギー体に対し、３つのエネルギー療法は、作用できる「受け持ち」が以下のように決まっているというのです。

・ホメオパシー＝主に物質的身体（肉体的な体）とエーテル体までに作用する。

［図表11］　エネルギー体に対応するエネルギー療法

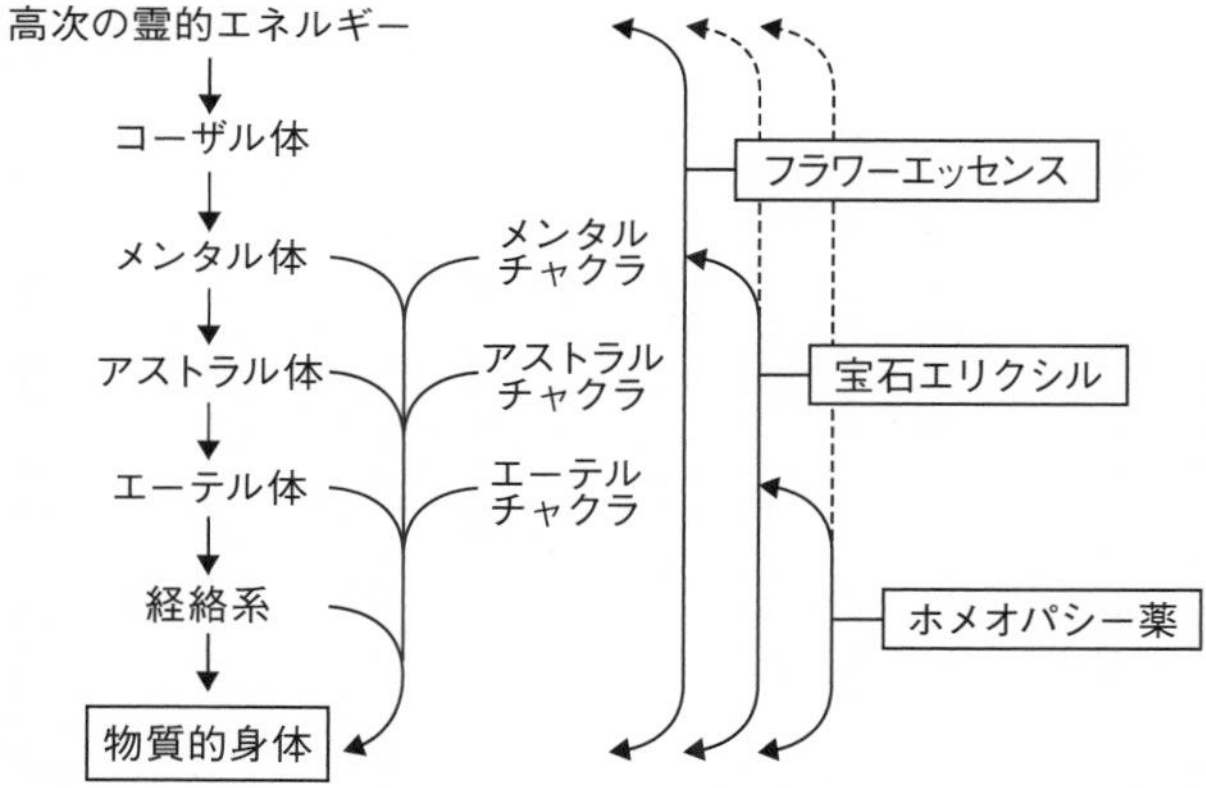

出典：『バイブレーショナル・メディスン――いのちを癒す〈エネルギー医学〉の全体像』
（リチャード・ガーバー著、日本教文社）

- 宝石エリクシル＝主に物質的身体とエーテル体・アストラル体・メンタル体までに作用する。
- フラワーエッセンス＝主に物質的身体とエーテル体・アストラル体・メンタル体、さらにはコーザル体までに作用する。

この図が発表されたとき、ホメオパシーよりも宝石エリクシルが、さらにはフラワーエッセンスのほうがハイレベルな治療のように見えたことで非常に話題になりました。実際、ホメオパシーに取り組んでいる人たちは、「自分たちのやっている療法の位置づけはここなのか」と、ガッカリしてしまったということがあったそうです。

しかし、実はガッカリする必要はないのです。「エネルギー体の対象が上位だからいい療法」とは一概にはいえないからです。エーテル体は肉体の鋳型といわれ、肉体に近いので、ここにアプローチすると速やかに効果が表れやすいという特徴があります。

ホメオパシーは、「症状を起こしている成分がその症状を治す」という考え方が基盤になっている「同種療法」と呼ばれるもので、その症状を起こす成分を繰り返し薄めたあと、レメディーと呼ばれる砂糖玉にしみ込ませてとります。それにより、自然治癒力を高めて病気や症状を治すのが目的です。

自然治癒力を高めるためには、長期間かかりそうなイメージがあるように思われそうですが実際のホメオパシーは速やかに効くことが多く、場合によっては瞬時に効くこともあります。

これは肉体の鋳型であるエーテル体に働きかける療法だからです。速い効き目を望む方には、ホメオパシーが向いているといえます。

なお、東洋医学でいう経絡（全身を走っているエネルギーの通り道）やヨガなどでいうチャクラ（エネルギーの取り入れ口）も、広い意味ではエネルギー体とされており、３つの療法がそれらにどう作用するかが決まっています（図表11参照）。

どのエネルギー療法がどのエネルギー体と対応しているのかを知ると、エネルギー体の存在やエネルギー療法の作用について理解しやすくなると思います。

現代医学のように「物質的身体」だけを対象にするのではなく、将来的にはエネルギー体も含めた「ホリスティックな身体観」が確立され、エネルギー体への治療を行うことが普通になる時代が来る可能性もあるのです。

なお、『バイブレーショナル・メディスン――いのちを癒す〈エネルギー医学〉の全体像』には「意識はエネルギーの最高レベルの形態である」という名言が書かれています。エネルギー体は階層になっており、上位（肉体から最も離れた層）から、下位（肉体に近い層）へ影響が及ぶとされています。そのため、より上位の「コーザル体（ハイヤーセルフ／魂）」や「メンタル体（知性／理性）」などの「意識」が重要なポイントとなります。

エネルギー機器についても「意識」が重要

エネルギー医学では、「エネルギー機器」と呼ばれる多くの機器があります。エネルギー体に機器で働きかけることができるのかと、ちょっと不思議に感じると思いますが、実際にそうした機器が多数開発されているのです。

エネルギー機器のセラピストである寺岡里紗氏が、そうした機器の分類をされています。機器の名称に目が奪われますが、実はこれらのエネルギー機器がどの領域に作用するかが重要です。

この表ではエネルギー体のうち、より肉体から遠く霊的といえる「コーザル体＝スピリチュアル（魂）」と「メンタル体＝マインド」を「意識・情報領域」、続いてより肉体に近づく「アストラル体」と「エーテル体」を「エネルギー領域」としています。

例えば、意識・情報領域に作用する機器として、生体エネルギーや人体が発する波動を操作することで治療を行うラジオニクスが挙げられます。

なお、比較のために、いちばん下には、物質的な肉体に作用する機器として、レントゲ

［図表 12］　エネルギー機器の分類

	エネルギー体の種類	作用する機器や療法
意識・情報領域	スピリチュアル	ラジオニクス
	MIND（マインド） スピリチュアル情報を物質に つなげるインターフェース	ラジオニクス
エネルギー領域	物質の空間と意識空間の インターフェース（アストラル／感情）	バイオレゾナンス （周波数を使った共鳴現象）
	エネルギー（エーテル）	周波数セラピー　電磁気治療
物質	物質	既存の医療 （レントゲン・CTスキャンなど）

出典：寺岡里沙氏の分類表を一部改変

ンやＣＴスキャンを挙げています。肉体に対するレントゲンやＣＴスキャンのような働きを、エネルギー体に対して発揮する機器が存在する、ということです。

　エネルギー医学の領域でも、まさに〝灯台下暗し〟であり、本質的・根本的な位置づけである「意識」「意図」「意志」の重要性が問われているのです。

エネルギーの宿る肉体は「ボディ」でなく「ソマ」と呼ぶ

ここまで、ホリスティック医学は「ボディ・マインド・スピリット」のすべてを診ると、繰り返し述べてきました。

このうち、ボディは物質的な肉体を指しますが、実は、「体」を意味する別の言葉があります。

「body（体）」という言葉は、車体のように無機的な体のことを指しています。一方、エネルギー（命）が宿っている有機的な体を指す「soma（ソマ：身、細胞）」という言葉もあります。

ソマという言葉は、ほとんどの人にとってなじみがないことと、本書では物質的な体と、マインド・スピリットを対比して考えたい部分もあったことから、ここまでは使ってきませんでしたが、本当の人体を丸ごと表現するなら、本来は「soma（ソマ）-mind（マインド）-spirit（スピリット）」となります。

実際には私たちの体は完全に物理的ということはあり得ず、エネルギー（命）が宿って初めて体といえるからです。
「心身医学」という言葉も、英語では「ボディ・マインド・メディスン」ではなく、「サイコ・ソマティック・メディスン」といいます。「ソマティック（命が宿った体の）」といった言葉をちゃんと使っているわけです。

　体にアプローチする心理学として「ソマティック心理学」という分野もあり、その研究者たちは「ソマ」という言葉をたいへん大事に考えています。

能を活用する「身心変容技法」

「ソマティック心理学」で用いられる体へのアプローチは、単に筋肉や骨格を刺激するのではなく、体のエネルギーも意識して行う「ボディワーク」や「ソマティックス」と呼ばれる手法です。さらに、日本ソマティック心理学協会会長の久保隆司氏による「ソマティック・スピリチュアリティ（身体的霊性）」という視点があり、身体を窓口にして「心」はもちろんのこと、時には修行のように「スピリチュアリティ（霊性）」までつないでアプローチする姿勢があります。

そのようなアプローチの一つとして、宗教哲学者の鎌田東二京都大学名誉教授が提唱している「身心変容技法」という手法があります。

「身心変容技法」と表記されていますが、短く表記するためであって、実際はspiritも含めた「身心魂（霊）変容技法」です。

その基盤には、「体は嘘をつかない。しかし、心は嘘をつく。けれども、魂は嘘をつけない」という視点があります。

このため、嘘をつく手ごわい心を扱う心理療法そのものではなく、嘘をつかない「体」や「魂／霊性」からアプローチするという手法です。

そのための方法としては、「身体技法」や「修行法」などを用います。具体的には、音・絵（色）・動きなどの五感を使う芸術や作品に関わることで治療に結びつけていきます。

芸術のなかでも、特に「能」を療法として取り入れることを、鎌田先生は提唱しています。能は、静かにこちらの感性に訴えかけるうえ、動きがあり、太鼓・鼓や謡があり、五感に働きかけます。

しかも、能のテーマの多くは、霊界に逝った人が現れて浄化していくなど、スピリチュアルな視点のものが多く存在します。

そのため、鎌田先生は、能を観賞したり、できれば習って実践してみたりして、体と心と魂に働きかける「身心変容技法（身心魂変容技法）」を提唱されているのです。

治療に能を活用するというのは、たいへんユニークですが、理由を知れば「確かに身心魂に働きかける」には非常に良い方法だと思えます。

エネルギー療法の側面が強いホリスティック医学の例として、このような手法もあることを、知っておいてほしいです。

ホリスティック医学の今と未来

「時代は確実に変わってきた」と書きましたが、ホリスティック医学を取り巻く事情のなかには、なかなか変わらずにもどかしく思う部分もあります。

ホリスティック医学を含む代替療法が、無数にあって整理されないままになっており、しかも療法や治療者間には、ともに未来を目指す姿勢より、ともすれば分断したり、反目したりするケースが見られるからです。

「百花繚乱」といえば聞こえがいいのですが、たくさんの種類があるため、玉石混交などといわれてしまうのが、今の代替療法の実状です。

この状況は、治療者にとっても患者さんにとっても決して良いとはいえません。これを打開するためにも、しっかりとbody-mind-spiritの視点をもつ必要性を、より多くの人と共有したいと思っています。

「未来」という意味では、ホリスティック医学にも、最先端医療やＡＩなどを活用する必要があると考えています。チベット医学やサイコシンセシス、ダンマセラピーなどは、いずれも伝統的な療法であり、生身のbody-mind-spiritに取り組むことが中心になります。最先端技術やＡＩとは無縁のように感じられるかもしれませんが、それは一種の思い込みだと思います。

伝統的な療法だからといって、最先端技術を否定する必要はありません。むしろ、最先端技術を活用しつつ、最先端技術だけでは到達できない生身の人間のエネルギー的な視点をもち続けることこそ、全体的（ホリスティック）な視点といえます。

もちろん、機械任せにしたり、科学に依存したりするのは避けるべきですが、ＡＩによる医療データを活用しながら、その情報・データを人間が活用して統合していく姿勢をもてば、それらによって、より充実した高度なホリスティック医学を実践できると考えます。

最先端技術は、あくまでもツールです。それを用いて診療のレベルを上げながらも、常にホリスティック医学の原点に帰ることが重要です。body-mind-spiritや「魂の医療」、「ダンマセラピー」の視点を欠かすことはできないのです。

また、「体だけ」の視点ではなく「身体・心・魂／霊性」の視点を、または現世の視点だけではなく死後や輪廻転生の視点も含めた医療に取り組む姿勢を、私自身も大切にしたいと考えています。

おわりに

現在の日本の医科大学や医学部のカリキュラムでは、現代医学の標準治療以外のことは、ほぼ教えません。ですから、東洋医学や代替医療、本書で挙げたホリスティック医学などを研究・実践している医師たちは、どこかの時点でそうした療法に傾倒するきっかけがあったはずです。

私の場合、その直接のきっかけは、医大生時代に心身医学が注目され始めたことでしたが、ベースには、その少し前に病気を患ったときの体験がありました。受験生時代に、いわゆるノイローゼのようになってしばらく苦しんだのです。心身医学に惹かれたのは、そのことがかなり影響していたのだろうと思います。

心身医学を学ぼうと決意した私は、さらにホリスティックな視点を取り入れてがんの診療を行っている帯津三敬病院でも学ばせていただきました。

その後、ホリスティック医学を実践する場として、クリニックを開きました。当時、ホリスティック医学による診療を行っているクリニックはほとんどなく、だからこそやらねばと考えて開業しました。

受験生時代にストレスによって病気になったことは、自分ではさほど意識していたわけではありませんが、振り返ってみればそれがホリスティック医学に惹かれる原動力になったように思います。

さまざまなホリスティックな視点の療法を取り入れて診療をしているので、世間からは変わった医者だと思われていると思いますが、自分の納得できる医療を実践するにはそれでよいと考えています。

日々の診療では、一般的な治療では治らない患者さんや満足できない患者さんが、ホリスティック医学を求めて遠くからも来院してくれます。

ホリスティック医学は、治療者が一方的に施す医療ではないので、治療者だけでなく患者さんも大変です。それでも、きちんと理解して取り組んでくださり、治療成果を上げたり、深い気づきを得たりする患者さんがおられます。

そんなときには、ホリスティック医学をやっていてよかったと、心から思います。

ホリスティックな視点を知らないまま、苦しみや迷いのなかにある患者さんを救うことのできる力が必ずあります。そういう患者さんと真摯に向き合い苦しんでいる治療者もまた、一定数いるはずです。

本書は、そういう人たちに届けたいと考えてまとめました。新書なので、それぞれの療法のエッセンスを取り上げるところまでの本になりましたが、あえて踏み込まないことで、読みやすくなった部分もあると思います。

チベット医学についてはニダ先生のもとで修行中の医学ジャーナリストのエリコ・ロウ氏とニダ先生の国際団体「ソリグ・カーン・インターナショナル」日本代表の中野真澄氏、サイコシンセシスについてはイギリスで学ばれてきた五味佐和子氏、ダンマセラピーについては提唱者の石川勇一氏にご教授いただきましたことを深く感謝いたします。

本書で興味の湧いた療法があれば、ぜひ単独の解説書などを読んでみてください。

深く広いホリスティック医学の学びは、私自身、まだ道半ばです。長い道のりですが、ぜひ一人でも多くの同士が歩みをともにしてくれることを願っています。

参考文献

『チベット医学――身体のとらえ方と診断・治療』（イェシェー・ドゥンデン著／三浦順子訳、地湧社）

『サイコシンセシスとは何か――自己実現とつながりの心理学』（平松園枝著、トランスビュー）

『心を救うことはできるのか――心理学・スピリチュアリティ・原始仏教からの探求』（石川勇一著、サンガ）

『がんが自然に治る生き方――余命宣告から「劇的な寛解」に至った人たちが実践している9つのこと』（ケリー・ターナー著／長田美穂訳、プレジデント社）

『癒す心、治る力――自発的治癒とはなにか』（アンドルー・ワイル著／上野圭一訳、角川書店）

『死ぬ瞬間――死とその過程について』（エリザベス・キューブラー・ロス著／鈴木 晶訳、中央公論新社）

降矢 英成（ふるや えいせい）

１９５９年生まれ、東京都出身。東京医科大学卒業。ＬＣＣストレス医学研究所心療内科、帯津三敬病院などへの勤務を経て、人間を体だけでなく、body-mind-spiritの視点からとらえる「ホリスティック医学」の実践の場として、１９９７年に赤坂溜池クリニックを開院。心療内科を中心に、さまざまな手法を用いたホリスティック医療を実践。日本心身医学会専門医、日本ホリスティック医学協会常任理事、日本メディカルハーブ協会副理事長、日本森林療法協会理事、日本フィトセラピー協会副理事長。『森林療法ハンドブック』（東京堂出版）、『ホリスティック医学入門』（農山漁村文化協会）、『繊細敏感すぎて生きづらい人へ――ＨＳＰという秀でた「個性」の伸ばし方』（さくら舎）など著書多数。

本書についての
ご意見・ご感想はコチラ

究極のホリスティック医学

二〇二三年九月一四日　第一刷発行

著　者　降矢英成
発行人　久保田貴幸
発行元　株式会社 幻冬舎メディアコンサルティング
〒一五一-〇〇五一　東京都渋谷区千駄ヶ谷四-九-七
電話　〇三-五四一一-六四四〇（編集）
発売元　株式会社 幻冬舎
〒一五一-〇〇五一　東京都渋谷区千駄ヶ谷四-九-七
電話　〇三-五四一一-六二二二（営業）
印刷・製本　中央精版印刷株式会社
装　丁　弓田和則

検印廃止

Printed in Japan　ISBN 978-4-344-94733-7 C0047
幻冬舎メディアコンサルティングHP　https://www.gentosha-mc.com/